高建忠 读方与用方

高建忠 著

中国中医药出版社
· 北 京 ·

图书在版编目（CIP）数据

高建忠读方与用方 / 高建忠著. -- 北京：中国中医药出版社，2018.2（2022.10 重印）
ISBN 978 - 7- 5132 - 4431 - 2

Ⅰ.①高… Ⅱ.①高… Ⅲ.①验方－汇编 Ⅳ.① R289.5

中国版本图书馆 CIP 数据核字 (2017) 第 223516 号

中国中医药出版社出版

北京经济技术开发区科创十三街 31 号院二区 8 号楼
邮政编码　100176
传真　010-64405721
三河市同力彩印有限公司印刷
各地新华书店经销

开本 710×1000　1/16　印张 15.25　字数 217 千字
2018 年 2 月第 1 版　2022 年 10 月第 3 次印刷
书号　ISBN 978 - 7 - 5132 - 4431 - 2

定价　68.00 元
网址　www.cptcm.com

服 务 热 线　010-64405510
购 书 热 线　010-89535836
侵 权 打 假　010-64405753

微信服务号　zgzyycbs
微商城网址　https://kdt.im/LIdUGr
官 方 微 博　http://e.weibo.com/cptcm
天猫旗舰店网址　https://zgzyycbs.tmall.com

如有印装质量问题请与本社出版部联系（010-64405510）
版权专有　侵权必究

孔德之容，惟道是从

（自序）

方以载医。

无论是《内经》的理，还是《神农本草经》的药，往往都是通过"方"体现于临床中。

无论是仲景的外感学说，还是东垣的内伤学说，也必须通过方以载法，通过方以临证。

源远流长的中医学，亘古不绝的是方，是方道，是方证。

历代中医后学者，"青衿之岁，高尚兹典，白首之年，未尝释卷"。穷一生之力，不外读方与用方。读方以知医，用方以愈病。

读方与用方，入门应该是极易的。每一方，掌握其组成、用法、功用、主治、方解，似乎并不难。

但，普通常用的小柴胡汤，分别用于治疗伤寒、温病、内伤病时，它的功用、主治、用量、加减，甚至方解，都可能是不一样的。

不明白李东垣的内伤学说，是不可能掌握补中益气汤的；不明白朱丹溪的六郁学说，是不可能掌握越鞠丸的；不明白吴鞠通的温病学说，是不可能掌握三仁汤的……

这样看来，读方与用方又是极难的。

本书的文字，是笔者多年来在学习中医和中医临证过程中写下的，对每一方的认识角度不一、深浅不一。本想对每一方有一个较为全面的认识，不期文字仍显杂沓，认识不免片面。

　　老子说："孔德之容，惟道是从。"文字不免有一己之偏，但追求方道的赤心可表！

高建忠

二〇一七年五月

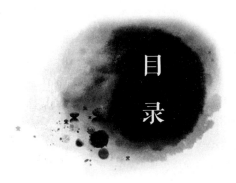

目录

壹　散寒蠲饮之神剂
　　——小青龙汤漫谈

贰 少阳和解之主方
——小柴胡汤漫谈

叁 理中者，理中焦
——理中丸漫谈

高建忠
读方
与用
方

高建忠

读方与用方

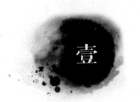

散寒蠲饮之神剂

——小青龙汤漫谈

　　小青龙汤，乃经典名方。但古今医者，善用者日日用之，不善用者终生不用一二。清代医家尤在泾在《金匮翼》中盛赞小青龙汤："此散寒蠲饮之神剂。"

（一）小青龙汤证的病机

　　小青龙汤出自《伤寒论》第40条："伤寒表不解，心下有水气，干呕，发热而咳，或渴，或利，或噎，或小便不利、少腹满，或喘者，小青龙汤主之。"

　　又见于《伤寒论》第41条："伤寒，心下有水气，咳而微喘，发热不渴。服汤已渴者，此寒去欲解也。小青龙汤主之。"医家通常认为，"伤寒表不解，心下有水气"是小青龙汤证的病机。如《长沙方歌括》中陈蔚按："此伤寒太阳之表不解而动其里水也。麻、桂从太阳以祛表邪，细辛入少阴而行里水，干姜散胸前之满，半夏降上逆之气，合五味之酸、芍药之苦，取酸苦涌泄而下行，即欲下行而仍用甘草以缓之者，令药性不暴，则药力周到，能入邪气水饮互结之处而攻之。凡无形之邪气从肌表出，有形之水饮从水道出，而邪气水饮一并廓清矣。"如何理解小青龙汤治疗"伤寒太阳之表不解而动其里水"？

"伤寒表不解，心下有水气"，可解读为既有"伤寒表不解"，又有"心下有水气"，也可解读为"伤寒表不解"的原因是"心下有水气"。后一种解读强调了本证的重点在于"心下有水气"。从临床角度来看，这两种解读都是可行的。

什么是"水气"？

方有执在《伤寒论条辨》中指出："水气，谓饮也。"成无己在《注解伤寒论》中直接称其为"心下有水饮"。

张志聪在《伤寒论集注》中指出："《经》云：在天为寒，在地为水。水气即寒水之气而无形者也。"

当代医家冉雪峰在《冉氏方剂学》中用"从化"理论做解："大青龙乃治太阳从标气，郁而化热。本方是从太阳本气，郁而化水。仲景条文，'水气'二字须着眼。盖气郁化水，而犹未甚，故曰水气。"

从临床角度来看，水气可以理解为我们通常所说的"寒饮"。

"心下"在何处？

通常我们将"心下"理解为胸膈下之胃脘部。"心下有水气"，显然"心下"是水气所停部位。那么，本证之水气是否停于胃脘部？

张志聪在《伤寒论集注》中说："水气逆于心下，故干呕。"从干呕这一症状反推，张志聪认为心下应该是胃脘部。

《伤寒指掌》中邵评："发热无汗是表不解，干呕而咳是水气为患，饮寒相抟，逆于肺胃之间也。"此注认为水饮停于肺胃之间。

《医宗金鉴》认为："太阳受邪，若无水气，病自在经；若有水气，病必犯府。病府则膀胱之气化不行，三焦之水气失道……小青龙汤外发太阳之表实，内散三焦之寒饮……"此注中水气停留部位是三焦。

日人馆野健认为，古人对"心下有水气"的认识是从鼻涕、喘咳、咳痰（稀薄水样、黏液性的）、心窝部振水音等方面建立起来的综合性病理观。这种解释足具新意，但已属个人的超常发挥了。

高建忠
读方与用方

当然，很多注家采取了回避策略，不明言"心下"究竟为何处，只是用一"里"字概括。于是"伤寒表不解，心下有水气"就被解读为我们通常所说的"表寒里饮"。

成无己在《注解伤寒论》中并没有明确指出"心下"在何处，但从其以"形寒饮冷则伤肺"来解读小青龙汤证可知，水气所停部位应该是肺。

从临床角度来看，如以八纲解读六经，水气所停部位在里，小青龙汤证的病机为表寒里饮；如以脏腑经络解读六经，水气所停部位在肺，小青龙汤证的病机是风寒外感，寒饮停肺。

（二）小青龙汤证的主症是咳

《伤寒论》第40条"伤寒表不解，心下有水气"的主症是"干呕、发热而咳"。如果把"而"理解为表递进关系的连词，三症中最主要的症状当是"咳"。

第41条的主症是"咳而微喘，发热不渴"，此处的"而"当为表并列关系的连词。笔者在反复读这两条文中的主症时，总觉得当时作者在行文时要突出的是"咳"症。

临床上，小青龙汤证最常见的症状是咳嗽，小青龙汤是治疗咳嗽的最常用方之一。

陈修园在《医学三字经》中指出："柯韵伯治咳嗽，不论冬夏，不拘浅深，但是寒嗽，俱用小青龙汤多效。方中驱风散寒，解肌逐水，利肺暖肾，除痰定喘，攘外安内，各尽其妙。盖以肺家沉寒痼冷，非麻黄大将不能捣其巢穴，群药安能奏效哉。"

寒嗽不一定都可用小青龙汤治疗，但从中能读出小青龙汤是治疗咳嗽的常用方。

笔者在临床上使用小青龙汤治疗的病症，以咳嗽最为多见，或为受寒而咳，或为饮冷或食冷而咳，或为久咳，或为反复咳嗽，或为冬季咳嗽，或为夜间咳嗽。

如治疗聂某，男，15岁，2010年11月6日初诊。

患者前日夜出晚归，昨日凌晨出现阵发性干咳。昨晚咳嗽加重，伴见发热。诊见：咳嗽频发，有白痰，咽痒，恶寒，发热，无汗，咳嗽时胸憋、呕恶，不喜饮。体瘦，面白。舌质淡红，舌苔薄白，脉浮弦。

家长补诉，患者自幼易反复咳嗽，每次感冒都表现为咳嗽较甚。

证属表寒里饮，治以解表化饮为法。方用小青龙汤加减。

处方：生麻黄9g，桂枝6g，干姜3g，细辛3g，五味子3g，生白芍6g，姜半夏9g，蝉蜕9g，生甘草3g。1剂，水煎分2次温服，服后捂被休息。

次日来诊，患者诉昨晚服药后汗出咳减，恶寒、发热均好转，现偶咳、有痰。舌质淡红，舌苔薄白，脉细缓。处以二陈汤合干姜、细辛、五味子和胃化痰、温化寒饮善后。

处方：姜半夏9g，陈皮9g，茯苓9g，干姜2g，细辛2g，五味子4g，炙甘草2g。3剂，水煎服。

此后患者每次咳嗽皆来就诊，首诊方多用小青龙汤。

按：临床上常见部分患者反复咳嗽，套用张仲景的话可以称之为"咳家"。此类患者出现外感发热，单用常规解表之法往往无效。如患者不表现为明显热证，多可辨为小青龙汤证，用小青龙汤解表化饮，可收竿影之效。

（三）小青龙汤方解

《伤寒论》中小青龙汤方如下：麻黄（去节）、芍药、细辛、干姜、甘草（炙）、桂枝（去皮）各三两，五味子半升，半夏（洗）半升。上八味，以水一斗，先煮麻黄，减二升，去上沫，内诸药，煮取三升，去滓，温服一升。

最早对小青龙汤方做解者，当推成无己。《伤寒明理论》云："麻黄味甘辛温，为发散之主，表不解应发散之，则以麻黄为君。桂味辛热，甘草味甘辛，甘辛为阳，佐麻黄表散之，用二者所以为臣。芍药味酸微寒，五味子味酸温，二者所以为佐者，寒饮伤肺，咳逆而喘，则肺气逆。《内经》曰：'肺欲收，急食酸以收之。'故用芍药、五味子为佐，以收逆气。干姜味辛热，细辛味辛热，半夏味辛微温，三者所以为使者，心下有水，津液不行，则肾气燥。《内经》曰：'肾苦燥，急食辛以润之。'是以干姜、细辛、半夏为使，以散寒水逆气，收寒水，散津液，通行汗出而解矣。"此为"以经解论"之典范。

麻黄、桂枝、甘草治疗"伤寒表不解"，芍药、五味子治疗"咳逆而喘"，干姜、细辛、半夏治疗"心下有水气"。方解平实明朗，多为后世医家所遵从。

清代医家尤在泾在《伤寒贯珠集》中指出："麻黄、桂枝，散外入之寒邪；半夏、细辛、干姜，消内积之寒饮；芍药、五味，监麻、桂之性，且使表里之药，相就而不相格耳。"

在成无己方解的基础上，尤在泾对芍药、五味子作用的论述有所延伸。

《重订通俗伤寒论》中何秀山指出："风寒外搏，痰饮内伏，发为痰嗽气喘者，必须从小青龙加减施治。盖君以麻、桂辛温泄卫，即佐以芍、草酸甘护营。妙在干姜与五味拌捣为臣，一温肺阳而化饮，一收肺气以定喘。又以半夏之辛滑降痰，细辛之辛润行水，则痰饮悉化为水气，自然津津汗出而解。若不开表而徒行水，何以解风寒之搏束；若一味开表，而不用辛以行水，又何以去其水气？此方开中有阖，升中有降，真如神龙之变化不测。设非风寒而为风温，麻、桂亦不可擅用，学者宜细心辨证，对证酌用也。"

应该说，痰饮与"寒饮""水饮"尚有区别。方解中把半夏的作用解为"辛滑降痰"，似无不可。但小青龙汤实为治寒饮之方，如痰证较显，也许不是小青龙汤证。即使是小青龙汤证，单用一味半夏治痰是不够的，笔者常加用炒紫苏子、炒莱菔子。

也有从小青龙汤组方的来源进行方解者，如《医宗金鉴》："太阳停饮有二，一中风有汗为表虚，五苓散证也；一伤寒无汗为表实，小青龙汤证也。表实无汗，故合麻桂二方以解外。去大枣者，以其性滞也。去杏仁者，以其无喘也，有喘者仍加之。去生姜者，以有干姜也，若呕者，仍用之。佐干姜、细辛，极温极散，使寒与水俱得从汗而解。佐半夏逐痰饮，以清不尽之饮。佐五味以收肺气，以敛耗伤之气。"

临证体会，小青龙汤加杏仁，即内含麻黄汤，较不加杏仁者发汗力为强，笔者治喘，通常不加。如加用杏仁，多去麻黄。

呕者去干姜用生姜，似无不可，但需注意方中温散力量的变化。事实上，用干姜也有很好的止呕作用。

上述方解基于小青龙汤治疗表寒里饮证。

（四）小青龙汤的加减

《伤寒论》小青龙汤方后有加减法："若渴，去半夏，加栝楼根三两；若微利，去麻黄，加荛花，如一鸡子，熬令赤色；若噎者，去麻黄，加附子一枚，炮；若小便不利，少腹满者，去麻黄，加茯苓四两；若喘，去麻黄，加杏仁半升，去皮尖。且荛花不治利，麻黄主喘，今此语反之，疑非仲景意。"

"疑非仲景意"，即本加减法有后人加入之嫌。

对临床者来说，是否"仲景意"不太重要，重要的是此论是否实用。

渴，在小青龙汤证中经常可以见到，多为口渴不甚，不喜多饮，服小青龙汤后口渴自解。这种情况笔者通常不去半夏，也不加天花粉。如口渴较甚，也许不是小青龙汤证，而是小青龙加石膏汤证，笔者也不去半夏，不加天花粉。

微利，在小青龙汤证中很少见。如有，用小青龙汤温化寒饮，寒饮去则利可自止，似不必专治利。而临证中经常可以见到大便干，部分患者也许初诊时不会诉说大便干，而服小青龙汤后会说："我服药后大便不干了。"寒饮去，阳气行，大肠腑气顺畅也在预料之中。如果大便干结较甚，也许不是小青龙汤证，如是，笔者常加炒莱菔子、全瓜蒌（或瓜蒌仁），也有加大黄者。

噎，如理解为"饭窒也""塞喉曰噎"，笔者在小青龙汤证中没有见到过。倘若把"噎"理解为咽喉不利，小青龙汤证中则较为常见，笔者多在方中加用射干利咽，或不做加减。

小便不利、下腹部胀满，为下焦水蓄不行，可加茯苓，配以桂枝化气行水。笔者也常用五苓散加干姜、细辛、五味子加减治疗。

喘，在小青龙汤证中，可作为兼症，也可作为主症。在后世医家笔下，小青龙汤为治喘名方，也有部分医家指出喘证慎用小青龙汤。盖喘证多见上实之喘和下虚之喘，小青龙汤宜治疗上实之喘，而不宜（甚或是禁忌）用于治疗下虚之喘。

至于喘证用小青龙汤，是否需要去麻黄加杏仁？多数医家的回答是否定的。去掉麻黄，如何解表？表不解，喘如何能平？何况有一部分医家认为麻黄为治喘要药，具有很好的平喘功能，治疗喘证没有理由去掉麻黄。

小青龙汤是笔者治疗咳、喘、哮三病的常用方之一。部分患者服小青龙汤后会汗出或汗出增多，但咳喘尚未完全平复。此时继用小青龙汤，咳喘可以继续减轻，但汗出也会逐渐增多。于是，笔者很长一段时间困惑于是否该继续使用小青龙汤，或者是改用他方。也曾尝试改用苓甘五味姜辛半夏杏仁汤、三拗汤加味等方治疗，效果欠佳。后跟随冯世纶老师学习了一段时间，进一步体会到"以方治证"的临证含义。

麻黄的取用与否，并不取决于是否有喘，也不取决于主症是哪一症，而是取决于是否有太阳病，是否无汗。"有汗用桂枝，无汗用麻黄"，这句话在太阳病的治疗中是非常重要的。于是，之后笔者用小青龙汤，无汗者麻黄、桂枝并用，有汗者去麻黄加杏仁，效果颇佳。

当代医家中，胡希恕"治哮喘不用麻黄，却独崇大柴胡汤"的思想，可谓独树一帜。《中国百年百名中医临床家丛书·胡希恕》一书中有如下一段文字："刚跟随胡老学习，常感到其治病用药新奇。一天，遇到一位久治不愈的哮喘患者，处方中既无补肾纳气的白果、五味子、肉桂、山萸肉、熟地黄，亦无宣肺定喘的杏仁、麻黄，而用了大柴胡汤加味，因而问之：'治喘为何不用麻黄？'胡老答曰：'因无麻黄证。'"

方以治证，药当治证，小青龙汤的临床加减也当以证为依准。理论上讲，每位临床医生都明白这一道理，只是在处方用药时，部分医生不免被"习惯性思维"和"习惯性用药"所影响。

（五）小青龙汤专于治饮

小青龙汤在《金匮要略》中，并不治疗"伤寒表不解"。

《金匮要略·痰饮咳嗽病脉证并治第十二》第35条："咳逆倚息不得卧，小青龙汤主之。"第23条："病溢饮者，当发其汗，大青龙汤主之；小青龙汤亦主之。"

《金匮要略·妇人杂病脉证并治第二十二》第7条："妇人吐涎沫，医反下之，心下即痞，当先治其吐涎沫，小青龙汤主之；涎沫止，乃治痞，泻心汤主之。"

在《金匮要略·肺痿肺痈咳嗽上气病脉证治第七》中又有小青龙加石膏汤方证一条："肺胀，喘而上气，烦躁而喘，脉浮者，心下有水，小青龙加石膏汤主之。"

小青龙汤专于治饮。

关于这一点，历代医家也多有论述。如清代医家徐灵胎在《伤寒类方》中指出："此方专治水气。盖汗为水类，肺为水源，邪汗未尽，必停于肺胃之间。病属有形，非一味发散所能除，此方无微不到，真神剂也。"

尤在泾在《伤寒贯珠集》中指出："夫饮之为物，随气升降，无处不到。或壅于上，或积于中，或滞于下，各随其所之而为病。而其治法，虽各有加减，要不出小青龙之一法。"把小青龙汤看作一张专治寒饮之方，其意义在于，更便于我们解读小青龙汤证中的"或然证"，更便于解读小青龙汤可以治疗痰饮证之咳逆倚息不能平卧者、溢饮浮肿者的原因。同时，方中麻黄、桂枝之用，也并非专为解表而设，可以解表，也可以温化寒饮、温散寒饮。那么，治疗也并不一定要以汗出为目的。

《三家医案合刻·叶天士医案》中载一案："脉小右弦，呼吸不利，喉中有声，入夜神迷昏倦，少腹微胀，二便不爽，自言筋骨如针刺，身重难以转侧，右环跳筋，纵不能伸屈，此皆暴寒内入，周行上下，阳气痹塞，且频年交冬痰嗽，天暖自安。老年肾真衰乏，少藏纳之司，水液化痰上泛，寒中少阴，则太阳膀胱之气，无以上承。而流通宣化，开合失度，枢机悉阻，浊气升，痰饮逆，最忌喘急神昏。若用发散坠降，恐致伤阳劫阴。议进仲景小青龙法，乃太阳表中之里，通营卫不耗其阳，开痰饮不泄其气，仍有收肺逆、通膀胱之意。小青龙汤。"

尽管案中明言"此皆暴寒内入"，但仅为病因之推测，从脉症中是辨不出表证的（已"内入"），并且"若用发散坠降，恐致伤阳劫阴"，治疗是不可以发散开表的。小青龙汤可以通营卫、开痰饮、收肺逆、通膀胱。案中治用小青龙汤，不在治表而专于治里。

关于寒饮的表现，刘渡舟教授在《伤寒论诠解》中做过如下论述，可供临证体会：

"根据临床经验，凡内有寒饮而造成喘咳的病人，常有下述临床表现：患者面色多见青色或黧黑之色，或下眼睑处呈青暗之色，因属水寒郁遏阳气之象，故称之谓'水色'；若寒饮阻滞，营卫气血运行不利，则面部可出现对称性的色素沉着，谓之'水斑'；还有的病人，由于水气内留而见面部虚浮，眼睑轻肿，谓之'水气'。水色、水斑、水气的出现，是使用小青龙汤时在望诊上的辨证依据。这类病人大多见弦脉与水滑舌苔。咳喘是本方证的主要见证。寒饮射肺的咳喘，往往是咳而多痰的，且这种寒饮之痰多具有以下特点：一是咳吐大量白色泡沫样痰，落地成水；或是咳吐冷痰，自觉痰凉如粉，痰色似蛋清样半透明，而连续不断……"

（六）小青龙汤的核心药物是"姜辛味"

清代医家陈修园从《金匮要略·痰饮咳嗽病脉证并治第十二》篇中悟出"水饮二字，为咳嗽之根"，小青龙汤方中干姜、细辛、五味子三味药是治疗饮咳之核心药物。他在《医学三字经》中指出："《金匮》治痰饮咳嗽，不外小青龙汤加减。方中诸味皆可去取，唯细辛、干姜、五味不肯轻去。即面热如醉，加大黄以清胃热，及加石膏、杏仁之类，总不去此三味，学者不可不深思其故也。"又在《医学实在易》中指出："《金匮》以小青龙一方加减为五方，皆以行水为主也。麻黄、桂、芍可以去取，干姜、细辛、五味子三味必不可离。寒者可加附子，热者可加石膏、大黄，湿者可加白术、茯苓，燥者可加天门冬、麦门冬、阿胶、玉竹、枇杷叶，下虚者可加巴戟天、鹿角胶，上虚者可加黄芪、白术，痰多者可加桑白皮、茯苓。孙真人颇得其秘。"

笔者在临床上治疗"咳家""喘家""哮家"诸病证，常在应证方中加用干姜、细辛、五味子，不但可以治疗咳、喘、哮，即使治疗他症，也不易诱发咳、喘、哮。

如治疗李某，男，8岁，2011年7月15日初诊。

患儿从4岁开始反复出现咳喘，每次发作笔者多以小青龙汤加减治愈。本次就诊，以"发热、咽痛2天"为主诉。诊见：发热，不恶寒，咽痛，咽干，口干喜饮，大便干，时有呛咳。舌质红，舌苔薄黄，脉弦数。辨证当属热证无疑，治疗当表里分消其热。

处方：柴胡9g，黄芩9g，僵蚕9g，蝉蜕9g，连翘12g，牛蒡子12g，桔梗9g，姜半夏6g，生大黄（后下）6g，干姜2g，细辛2g，五味子2g，生甘草2g。2剂，水煎服。

药后便畅、热退而愈。

此类患者，如应证方中不加"姜辛味"，往往热退后易咳喘发作或加重。

（七）小青龙汤可动冲气

《金匮要略·痰饮咳嗽病脉证并治第十二》："咳逆倚息不得卧，小青龙汤主之……青龙汤下已，多唾口燥，寸脉沉，尺脉微，手足厥逆，气从小腹上冲胸咽，手足痹，其面翕热如醉状，因复下流阴股，小便难，时复冒者，与茯苓桂枝五味甘草汤，治其气冲。冲气即低，而反更咳、胸满者，用桂苓五味甘草汤去桂加干姜、细辛，以治其咳满。咳满即止，而更复渴，冲气复发者，以细辛、干姜为热药也。服之当遂渴，而渴反止者，为支饮也。支饮者法当冒，冒者必呕，呕者复内半夏以去其水。水去呕止，其人形肿者，加杏仁主之。其证应内麻黄，以其人遂痹，故不内之。若逆而内之者，必厥，所以然者，以其人血虚，麻黄发其阳故也。若面热如醉，此为胃热上冲熏其面，加大黄以利之。"

如果我们静静品读这段文字，会发现这是作者用平实的文字如实记录的一份医案，一份使用小青龙汤后患者变证纷出的医案。通常，后世注家认为，这是"下虚"之人用小青龙汤后的变证。如清代医家尤在泾在《金匮要略心典》中指出："服青龙汤已，设其人下实不虚，则邪解而病除。若虚则麻黄、细辛辛甘温散之品，虽能发越外邪，亦易动人冲气。冲气，冲脉之气也。冲脉起于下焦，挟肾脉上行至喉咙。多唾口燥，气冲胸咽，面热如醉，皆冲气上入之候也。寸沉尺微，手足厥而痹者，厥气上行而阳气不治也。下流阴股，小便难，时复冒者，冲气不归，而仍上逆也。茯苓、桂枝能抑冲气使之下行，然逆气非敛不降，故以五味之酸敛其气，土厚则阴火自伏，故以甘草之甘补其中也……"从临床实际来看，小青龙汤证多发生于素体阳虚之人。或者说，小青龙汤证的形成多与阳气不足有关。而且，小青龙汤证以体弱之小儿和老人更为多见。也就是说，真正"下实不虚"者使用小青龙汤的机会不是很多。这就提醒临证者在使用小青龙汤时，当时时注意正气。正虚明显时，或调整方内药物之剂量，或加用扶正之品，或先扶正后祛邪。

单从文字记录来看，上案中屡屡更方，患者的病情似乎不减反增，医者的治疗似乎不见得高明。但临床上，服小青龙汤覆杯即愈者比比皆是，变证纷出者也并不少见。有时候并不是小青龙汤之过，也不是方药的误用，而是病情的自身演变。

面对疾病，"言不可治者，未得其术也"（《灵枢·九针十二原》），这是每位临床医生追求的终极目标。但，我们必须面对的现实是，每位临床医生面对复杂疑难病情时，都有束手无策之时，或有越治越乱之叹！

上述医案中，医者对每次变证的处方是否合适、是否高明暂且不论，单论医者面对变证时的冷静、沉着，每处一方、每用一药都有凭有据，就足可为后世医者之榜样。

（八）小青龙汤治疗燥咳

当代医家丁光迪制有辛润理肺汤治疗凉燥束肺、气逆干咳者。《中国百年百名中医临床家丛书·丁光迪》记载："金某，女，44岁，南京市人民政府干部。国庆节后发病，因晚间受凉而致。喉中燥痒，干咳无痰，痒甚咳甚，晨晚为剧。其咳始终无痰，得温饮略舒；咳甚气逆，甚至小便自遗，胸膺隐痛，咳声嘶急，有时涎中见血丝。如此延至来年春暖，其咳才止。多方医药，未能向愈，至今已历四年。舌净苔薄，有津；脉细见弦象。此凉燥束肺，气逆致咳。治以温润其气，肃肺止咳。用辛润理肺汤（自拟方）。带节麻黄4g，带皮杏仁（打，去尖）10g，甘草6g，桔梗5g，佛耳草（包）10g，橘红5g，当归10g，炮姜4g，生姜5g（5帖）。二诊：因为药方见效，自己连服八帖，喉痒除，咳大减，睡眠安熟。舌苔薄，脉细见滑象。肺温气降，佳兆。原方续进五贴，巩固疗效。追访两年，病未复发。"此类咳嗽临证极为多见。"此病的特点，舌净苔薄，不燥不腻，有津液敷布；脉细见弦象，而无数象。虽为干咳，但绝无燥热伤阴之征"。

关于辛润理肺汤，"其用药大意，以甘草干姜合当归生姜，温胸中之阳，并能辛润肺气，解除凉燥；同时，甘草干姜与当归生姜相合，亦有调和营卫之意，营卫和，其表亦解。甘草与当归，各自都能治咳……以上一组药，为方中主药，是从凉燥束肺的病机考虑的。麻、杏、草、桔，是三拗汤与甘桔汤合方，能利咽喉，治咳嗽，作为对症下药；与前一组药同用，能相辅相成。佐以橘红、佛耳草，利咽止咳，实际与麻杏草桔是重复用药，加强治咳的作用……"

通常我们所说的燥邪犯肺有温燥、凉燥之分，其特点之一是肺系津液耗伤。严格来说，上述燥咳与凉燥是不同的。此类燥咳，表现为干咳无痰，但主要机理为津液不布，并没有明显津伤之征。

笔者治疗此类燥咳，每每取用小青龙汤加减，辛散温通，取效良好。

如治疗宁某，女，34岁，2011年12月9日初诊。

主诉咽痒、咳嗽2月余。咽痒则咳，咳嗽呈阵发性、连续性，遇冷易发，晚上频发，无痰，咽干，喜饮少量热水。纳食可，大便偏干，舌质淡暗，舌苔薄润，脉细弦。证属风寒束肺，肺失宣降，津液失布。治以小青龙汤加减疏风散寒、通阳布津。

处方：生麻黄3g，桂枝3g，细辛3g，干姜3g，姜半夏9g，生白芍9g，五味子9g，蝉蜕6g，全瓜蒌15g，炒紫苏子12g，炙甘草3g。7剂，水煎服。

2011年12月16日二诊：咳嗽已止，大便不干。自言体瘦，乏力，希望以中药调治。处以建中汤加减调治。

方中蝉蜕、全瓜蒌、炒紫苏子也属"重复用药"，加蝉蜕以祛风止痒，加全瓜蒌、炒紫苏子肃肺润肠。

（九）小青龙汤治疗痰喘

临证之初，喜读近代医家张锡纯之《医学衷中参西录》，书中有专篇《用小青龙汤治外感痰喘之经过及变通之法》。文中写道："小青龙汤为治外感痰喘之神方。"又写道："平均小青龙汤之药性，当以热论，而外感痰喘之证又有热者十之八九，是以愚用小青龙汤三十余年，未尝一次不加生石膏。即所遇之证分毫不觉热，亦必加生石膏五六钱，使药性之凉热归于平均。若遇证之觉热，或脉象有热者，则必加生石膏两许或一两强。"

于是，笔者记住了治疗外感痰喘可用小青龙汤，用小青龙汤恒加生石膏。早年春节前返回家乡，一乡人找我看病，病痰喘30余年，每年冬季加重。近1周咳嗽、气喘、痰多、胸憋较甚，至我家约1公里路程需歇息数次才能走到。诊见恶寒，无汗，口不渴，便不干，痰多色白黏稠，舌苔白腻，脉弦。处以小青龙汤方2剂，按张氏所论加生石膏。患者第三日又至，言说服药后病情变化：当天服第1剂，晚上周身憋胀难耐，一宵不得眠。次日服第2剂，至晚上周身汗出，顿觉全身舒畅，咳喘胸憋顿减而入眠，今日走来已不需歇息。

诊后思考，想到如下三点：

1. 小青龙汤治疗痰喘有捷效，如方证对应，可收竿影之效。

2. 使用小青龙汤，加石膏需慎重。上案如不加石膏，也许一剂即可汗出喘平。如无蕴热，加石膏可影响麻黄、桂枝、细辛等药的通阳出表。

3. 患者对医者的信任是中医诊治过程中保证疗效的前提之一。上案中如患者服1剂后因症状不减反增而自行停药，或改诊他医，也就不会有服2剂后的汗出喘平。更重要的是，医者会认为本证非小青龙汤证，可能在以后的行医过程中遇到本证绝不会再用小青龙汤。此外，还会误导他医在小青龙汤证之外再辨他证，耽误病情。

（十）小青龙汤治疗内伤病

有学者认为，小青龙汤在《金匮要略》中就是为治疗内伤杂病而设的。实际上，内伤病和杂病并不完全等同，《金匮要略》中所治为杂病，与李东垣所构建的"内伤学说"中的内伤病是不同的。故对小青龙汤治疗内伤病有必要特意拈出。

"青龙为神物，最难驾驭"（喻嘉言语），用得其宜，可收桴鼓之效；用不适宜，坏事也竿影相随。《金匮要略》中即记载了误用小青龙汤后动冲气，且变证纷出之案。

刘渡舟教授在《伤寒论诠解》中明确指出："本方麻桂并用，又配细辛，虽有芍药、甘草、五味子相佐，毕竟还是辛散峻烈之剂，因此，在服法上要求水煎分三次服，以便使药力不致太猛。尽管如此，在临证时对年高体弱、婴幼儿童，特别是心肾机能虚衰的患者，仍要慎用，恐有拔肾气、动冲气、耗阴动阳之弊。"此外，刘老还进一步指出："对于一般的病人，使用本方也只是在喘咳急性发作时的救急之法，不可久服多用。且一旦疾病缓解，即应改用苓桂剂温化寒饮，以善其后。"

笔者认为，此类认识是基于小青龙汤治疗外感病而设。治疗着眼点始终在"邪气"上，则自然有伤正、损正之弊。

反之，如果我们把治疗着眼点落脚在"正气"上，用治疗内伤病的思维去指导使用小青龙汤，则可以久服多用。

日人在《建殊录》中载一案："京师河原街贾人升屋传兵卫女，病，众医皆以为劳瘵，而处方亦皆无效。羸瘦日甚，且夕且死。贾人素惧古方，然以不得已来求诊治。先生既往诊之，知其意之不信，即谢归矣。逾月其女死。其后二年，其妹亦病，贾人谒曰：'仆初有五子，其四人者皆已亡，其病皆劳瘵也。盖龄及十五，则其春正月，瘵必发，至秋八月必皆死矣。向先生所诊此其一也，亦已死矣。而今者季子年十七，亦病之，夫仆固非不知古方有其效，惧其多用峻药也。然顾缓补之剂救之，不见一有其效矣。愿先生瘳之，纵死无复所悔矣。'先生为诊之，气力沉溺，四肢惫惰，寒热往来，咳嗽殊甚。作小青龙汤及滚痰丸杂进，其岁未至八月，全复常。"本案中，由"气力沉溺，四肢惫惰"可知患者体弱。尽管案中未明言服药多少，但从春正月发病，未至八月病愈，加之案中用"杂进"一语，可以推测服药时间是比较长的。如此弱体重病，如何能受得了较长时间的青龙峻剂？

实际上，方剂是否为峻剂，一方面取决于所用药物，而更重要的当取决于用量。所谓"重剂轻投"，作用也可以极为和缓。

曾治高某，女，72岁，2009年10月12日初诊。

患"支气管哮喘"20余年。近几年病情明显加重，每年冬季需住院治疗。近1月来，咳喘痰鸣较甚，使用西药气雾剂吸入不能控制。诊见：频频咳嗽，喘促痰鸣，纳食欠佳，大便少，口干不喜多饮。精神欠佳，喜暖畏寒，面色晦暗。舌质暗紫，舌苔薄白水滑，脉沉细弦。证属阳气虚馁，寒饮内伏。治以通阳散寒化饮为法，方用小青龙汤加减。

处方：生麻黄3g，桂枝3g，细辛3g，干姜3g，炒紫苏子9g，生白芍9g，五味子9g，制附子（先煎）12g，炙甘草3g。7剂，水煎服。

2009年10月19日二诊：药后咳喘痰鸣明显减轻，上方加红参6g，7剂，水煎服。

2009年11月5日三诊：上方服用14剂，咳喘痰鸣偶有轻微发作，精神明显好转，纳食尚可。舌质暗紫，舌苔薄白，脉细缓。转方以六君子汤加干姜、细辛、五味子善后。

本案患者正气虚极，连续使用21剂小青龙汤，看似通阳散寒化饮，治以祛邪。实际上，处方中温散之药使用小剂量，同时加用温补阳气之品，整个治疗过程始终着眼于正气，治疗的目的在于恢复正气。

（十一）小青龙汤的剂量

经方的剂量，始终是历代中医学者研究的课题。

经常会有学生问："老师，您使用小青龙汤，麻黄、桂枝的用量为什么那么小？"

尝读《范文甫专辑》，见范文甫使用小青龙汤与众不同：一是"小青龙汤用量除半夏9g外，余皆用0.9g"，二是"开水泡服"。有两则医案如下：

"朱师母，伤风骤时音哑。外感风寒，侵袭于肺，太阳之表不解，以致邪内及阴分。少阴之脉循喉咙挟舌本，太阴之脉挟咽连舌本散舌下，厥阴之脉循咽喉之后。外邪搏之，则肺实，肺实则音哑，用小青龙汤两解表里，使风寒之邪去，则肺自用矣。又据《素问·阴阳应象大论》'因其轻而扬之'之义，小青龙汤用量除半夏9g外，余皆用0.9g：桂枝0.9g，生白芍0.9g，炙甘草0.9g，麻黄0.9g，生姜0.9g，五味子0.9g，姜半夏9g，细辛0.9g，开水泡服。"

"郑右，失音多时，前医皆从阴虚着想，不效。舌淡红，苔白，寒邪客于肺卫故也。桂枝0.9g，生白芍0.9g，炙甘草0.9g，麻黄0.9g，生姜0.9g，五味子0.9g，姜半夏9g，细辛0.9g。夜间开水泡服，覆被取汗。"并谓"吾友以小青龙汤治伤风失音不效，盖分量依照《伤寒论》原方。余减其量，泡茶服，则一服即效。不达经旨之义，其为无效也必矣"。

无独有偶，笔者在读《重订通俗伤寒论》时注意到书中小青龙汤方的用量："麻黄八分，姜半夏三钱，炒干姜八分拌捣五味子三分，川桂枝一钱，北细辛五分，白芍一钱，清炙草六分。"方中用量，半夏三钱，其余诸药都不超一钱。

笔者受此启发，临证使用小青龙汤多用小剂，生麻黄、桂枝、干姜、细辛、甘草的常用量为各3g，姜半夏的常用量为9g。如病属内伤，证无表证，生白芍、五味子常用各9g；如见表证，麻黄、桂枝加量，五味子减量，生麻黄常用9g，桂枝常用6g，五味子常用6g或3g。这样使用，取效也颇快捷。如病情需要，也可久服。

（十二）小青龙汤去麻辛法

历代医家中，不乏善用经方者。若论活用经方，真正做到"圆机活法"者，清代医家叶天士当为其中之一。当代医家程门雪曾有一句较为中肯的评语："天士为善用经方之法者，历来诸家之用经方，当以此翁为最善于化裁。"

在叶天士医案中，有小青龙汤去细辛、小青龙汤去麻黄等用法。

《临证指南医案·痰饮》："潘（三八），远客路途，风寒外受，热气内蒸，痰饮日聚于脏之外，络脉之中。凡遇风冷，或曝烈日，或劳碌形体，心事不宁，扰动络中宿饮，饮泛气逆，咳嗽，气塞喉底胸膈，不思食物，着枕呛吐稠痰，气降自愈，病名哮喘伏饮。治之得宜，除根不速，到老年岁，仍受其累耳。小青龙汤去细辛。"

《叶天士晚年方案真本》："江（通州，四十四岁），痰饮哮喘，遇寒劳怒即发。小青龙去麻黄。"

于是后世医者总结叶天士用小青龙汤，通常麻黄与细辛不并用。而对笔者临证影响较大的是叶天士用小青龙汤去麻黄、细辛且合肾气丸的用法。

《临证指南医案·痰饮》："顾，饮邪泛滥，喘嗽，督损头垂，身动喘甚，食则脘中痞闷，卧则喘咳不得息。肺主出气，肾主纳气，二脏失司，出纳失职。议用早进肾气丸三钱，以纳少阴，晚用小青龙法，涤饮，以通太阳经腑。此皆圣人内饮治法，与乱投腻补有间矣。小青龙去麻、辛、甘、芍，加茯苓、杏仁、大枣。"

《三家医案合刻·叶天士医案》："脉右弦左濡，秋凉宿饮上泛，咳呛入夜，着枕欲寐，气冲胃脘，心悸震动，必欲起坐。仲景论脉篇，弦为饮，背寒为饮，当治饮，不当治咳。饮属阴邪，乘暮夜窃发，《金匮》法中，每以通阳涤饮，与世俗仅以肺药疏降迥异，用小青龙减麻、辛法。桂枝、五味子、干姜、茯苓、白芍、炙草、半夏。丸方：八味去附，加沉香。"

读这两则医案，我们读不出表邪，读到的主要是正虚。试想，现实中的类似患者就医，能有多少医者想到用小青龙汤？即使试用小青龙汤（辨不出证而凭感觉试用），如加减不当，会出现什么结果？

案中提到了当时庸医之通病：面对此类患者，或"乱投腻补"，或"以肺药疏降"。此弊至今仍可见到。

案中症状表现既重且杂（尤其第一案），基本病机当为下元亏虚，寒饮泛滥。治疗取用小青龙汤合肾气丸通阳涤饮、温补下元。

小青龙汤通阳涤饮，故不取麻黄、细辛之表散，而用桂枝，加用茯苓，有治疗饮邪之苓桂术甘汤方和五苓散方中用茯苓、桂枝意。

下虚明显，本为小青龙汤的使用禁忌。但去麻黄、细辛之发越，合肾气丸之补益，则无损下元、动冲气之弊。

笔者临证治疗哮证，每取小青龙汤通阳涤饮之功而久服。通常不去麻黄、细辛（使用小量），根据正虚与邪实的对比，逐渐加用补益之品。一般先加附子温振阳气，继加人参温补元气，渐加补骨脂、菟丝子等温补肾阳，后期始加熟地黄填补下元。

（十三）小青龙汤治疗心下悸

笔者遇心下悸动而咳吐涎沫、不喜多饮者，每用苓桂术甘汤合干姜、细辛、五味子加减治疗，取效良好。读张璐所著《伤寒绪论》，见张璐笔下"心下悸"为小青龙汤适应证之一："如水与表邪相合而咳，则干呕、发热而悸，小青龙汤。"在《伤寒论》条文"干呕、发热而咳"中加一"悸"字。

见表证、发热用小青龙汤似好理解，而无明显表证见心下悸，则不易想到用小青龙汤。

《伤寒绪论》中载一案："石顽治包山金孟珍，正月间忽咳吐清痰咽痛，五六日后大便下瘀，晦血甚多，延至十余日，请治于余，其脉六部皆沉弦而细，此水冷金寒之候也。遂与麻黄附子细辛汤，其血顿止。又与麻黄附子甘草汤，咽痛亦可，而觉心下动悸不宁。询其受病之由，乃醉卧渴引冷饮所致，改用小青龙去麻黄加附子一剂，悸即止，咳亦大减，但时吐清痰一二口。乃以桂、酒制白芍，入真武汤中与之，咳吐俱止，尚觉背微恶寒倦怠，更与附子汤二剂而安。"

本案可谓方随证转之典范，依次使用五方，总不出少阴病、太阳病范围。麻黄附子细辛汤止大便下血，麻黄附子甘草汤止咽痛，小青龙汤止心下动悸，真武汤治咳吐清痰，附子汤治背微恶寒。如此使用经方，值得我们后学者思考、学习、借鉴。

（十四）小青龙汤治疗过敏性鼻炎

李某，女，44岁，2011年9月1日初诊。

患者于2006年因发作性喷嚏、流清涕诊断为"过敏性鼻炎"，近几年呈全年性发作，于每年8月至10月加重。近2周来发作性鼻痒、喷嚏、流大量清水涕、鼻塞、咽干，时有咽痒、咳嗽，晚上气喘、痰鸣。纳食尚可，大便正常。1个月前因"宫外孕"行手术治疗，术后精神欠佳。舌质淡暗，舌苔薄白，脉细弦缓。

证属寒饮停肺，治以温肺散寒化饮为法，方用小青龙汤加减。

处方：生麻黄5g，桂枝6g，干姜3g，细辛3g，五味子6g，生白芍10g，射干10g，吴茱萸3g，生甘草3g。7剂，水冲服，每日1剂，分2次服。

2011年9月7日二诊：药后鼻痒、喷嚏、流清涕减轻，晚上痰喘渐平，周身舒服许多，鼻塞明显。舌、脉同前。证属阳虚饮停，治以温阳化饮、祛风通窍为法，方用麻黄附子细辛汤加减。

处方：生麻黄5g，细辛3g，制附子6g，干姜3g，五味子6g，僵蚕10g，蝉蜕6g，葶苈子10g，辛夷6g，炙甘草3g。10剂，水冲服，每剂分2次服。

2011年9月14日三诊：诸症已愈，偶有咽痒，精神好转，尚有疲乏感。舌质淡暗，舌苔薄白，脉细缓。健脾益气佐以温化寒饮善后，四君子汤合理中汤加减。

处方：党参10g，生白术10g，茯苓10g，干姜3g，细辛3g，五味子6g，葶苈子10g，炙甘草3g。14剂，水冲服，每日1剂，分2次服。

按：治疗过敏性鼻炎，小青龙汤和麻黄附子细辛汤为笔者常用的两张方剂。理论上讲，小青龙汤治疗太阳病，麻黄附子细辛汤治疗太阳、少阴合病，二方证鉴别不难。但在实际应用中，当两方证临床表现包括舌象、脉象不典型时，鉴别是有一定难度的。何况临床加减中，小青龙汤常可加附子，麻黄附子细辛汤常可加用干姜、细辛、五味子。笔者在使用麻黄附子细辛汤时，也随证常以桂枝、芍药易方中麻黄。证有常与变，方有加与减，这样使得临证选方具有了一定的难度。

笔者临证体会为，当上述两方证表现不典型而选方出现困难时，通常单纯过敏性鼻炎选用麻黄附子细辛汤加减，伴有咳、喘、哮时选用小青龙汤加减，疗效较好。

本案中，前两诊舌象、脉象无多大差别。首诊选用小青龙汤缓解咳喘效佳，次诊选用麻黄附子细辛汤缓解鼻塞效佳。加用射干取其利咽，用僵蚕、蝉蜕取其祛风止痒，用葶苈子取其泻饮，用辛夷取其通窍。二诊方中实际含有四逆汤方意。

诸症缓解后，治从脾胃收功，也属笔者常用方法之一。

（十五）谈"咳家"发热的治疗

"咳家"发热，舌不红、腑不实者，直接用小青龙汤或小青龙加石膏汤治疗即可。倘若舌红、腑实（或有腑实倾向）者，需变通使用。

2014年12月9日，正值"流感"期间，接诊两患儿：

案1：李某，男，10岁。发热、咳嗽第4天，伴见鼻塞、鼻流清涕、痰多。无咽痛，无头身疼痛。平素便干，近2日使用泻下药后大便2次。既往反复咳嗽病史。舌质红，舌苔白，脉浮细紧。

寒饮之体，风寒之邪外袭迁延，闭郁肺气而生痰化热，波及肠腑使腑气失畅。治以宣开肺气、清肺化痰通腑为法。

处方：生麻黄3g，炒杏仁9g，生石膏24g，全瓜蒌12g，炒莱菔子15g，薄荷9g，蝉蜕9g，生甘草3g。2剂，水冲服。

12月11日二诊：热退，仍有咳嗽、痰多、黏涕。舌质淡红，舌苔薄白，脉细弦。转方温化寒饮、清散余邪。

处方：鸡内金12g，僵蚕9g，蝉蜕9g，浙贝母9g，全瓜蒌12g，辛夷9g，鱼腥草12g，桂枝2g，生麻黄2g，干姜2g，细辛2g，姜半夏6g，生白芍6g，五味子6g，炙甘草2g。5剂，水冲服。

药后痊愈。

案2：王某，男，7岁。11月30日发热，经治热退后昨日再次发热。近1个月咳嗽、痰多。无咽痛，无头身疼痛。纳食欠佳，精神欠佳，大便干。既往反复发热病史。舌质红，舌苔中心薄白腻，脉细弦稍数。

寒饮之体，食滞郁热，肺气不畅。治以清宣肺气，清通腑气为先。

处方：生麻黄2g，炒杏仁6g，生石膏15g，牛蒡子12g，柴胡12g，蝉蜕9g，炒莱菔子15g，生甘草3g。2剂，水煎服。

12月11日二诊：热退，仍有咳嗽，鼻塞、流清涕。纳食可，大便正常。舌质红，舌苔薄白，脉细缓。转方温化寒饮、清散余邪。

处方：鸡内金12g，辛夷9g，鱼腥草12g，僵蚕6g，蝉蜕6g，全瓜蒌9g，桂枝1g，生麻黄1g，生白芍3g，细辛1g，姜半夏3g，干姜1g，五味子3g，炙甘草1g。5剂，水煎服。

药后痊愈。

按：上两案辨证、用方似乎缺乏严谨，不免贻笑"方家"。首方都用到麻杏石甘汤，但加用薄荷、蝉蜕，或加用柴胡、蝉蜕似有不伦不类之感。二诊方都用到了小青龙汤，但所加用的药物较多，且剂量远大于小青龙汤的剂量，以至于二诊方已不算严格意义上的小青龙汤的加减。

中医理论是完美的，辨证应该是准确的，选方应该是对证的。但很多时候，中医临床者是在这种艰涩中选择着、摸索着。

"咳家"发热，当属"宿病"加"新病"。用张仲景的理论，应该是先治新病，后治宿病，如《金匮要略》所言："夫病痼疾，加以卒病，当先治其卒病，后乃治其痼疾也。"但先治新病时，又常常需顾及宿病，否则新病减而宿病易发作或加重，如《伤寒论》所言："喘家，作桂枝汤，加厚朴杏子佳。"

"咳家"发热的治疗，并非难在发热上，而难在咳嗽上。很多患者热退后，咳嗽长期不愈，甚至逐渐出现气紧、喘息的症状。

小青龙汤是治疗"咳家"最常用的效方，但选用的时机、方药的加减、处方的剂量等，需临证者对证斟酌。

（十六）小青龙汤与射干麻黄汤

《金匮要略·肺痿肺痈咳嗽上气病脉证治第七》："咳而上气，喉中水鸡声，射干麻黄汤主之。"

治疗咳喘痰鸣，可以用射干麻黄汤。小青龙汤，或小青龙加射干汤，也可以治疗咳喘痰鸣，"喉中水鸡声"并不是射干麻黄汤的专治。

那么，小青龙汤和射干麻黄汤在临床上该如何取舍？

射干麻黄汤组成：射干三两，麻黄四两，生姜四两，细辛三两，紫菀三两，款冬花三两，五味子半升，大枣七枚，半夏大者（洗）半升。

通常我们认为，小青龙汤与射干麻黄汤都属于解表化饮剂，小青龙汤解表散寒力大，偏向于治表；射干麻黄汤下气平喘力大，偏向于治里。

而临床上，如果用小剂量的麻黄、桂枝、细辛配伍较大剂量的半夏、白芍、五味子，小青龙汤（加减）也可以专治里。也有医者认为有无射干是两方的主要区别，但小青龙汤加射干也是临床常用方。

单从方证区别使用两方，似乎不太容易让临床者明白。

《皇汉医学》一书中引用《勿误药室方函口诀》对射干麻黄汤的论述："此方用于后世之哮喘。水鸡声者，形容哮喘之呼吸也。射干、紫菀、款冬花利肺气，合麻黄、细辛、生姜之发散，与半夏之降逆，五味子之收敛，大枣之安中而成一方之妙用。"

实际上，对临床医者来说，两方的主要区别在于一方用了桂枝、芍药、炙甘草和营卫，一方用了射干、紫菀、款冬花利肺气。

也就是说，两方证的根本区别在于：面对一咳喘患者，在使用麻黄宣肺散寒和半夏、干姜（生姜）、细辛、五味子温化痰饮的基础上，该加用桂枝、芍药、炙甘草和营卫，还是加用射干、紫菀、款冬花利肺气？

如果我们把射干麻黄汤看作小青龙汤的临床加减方，似乎可以得到如下启示：

> 小青龙汤可以去桂枝、芍药、炙甘草。
>
> 小青龙汤可以去干姜用生姜。
>
> 小青龙汤中麻黄用量是可以随证增减的。
>
> 小青龙汤可以加射干。
>
> 小青龙汤可以加紫菀、款冬花。
>
> ……

笔者使用小青龙汤，表证明显常去干姜而用生姜，咽干、咽痛常加射干，咽痒常加蝉蜕，痰黏不利常加全瓜蒌……

《千金要方》中记载多首"补肺汤"，其中一首组成为："苏子一升，桑白皮五两，半夏六两，紫菀、人参、甘草、五味子、杏仁各二两，款冬花、射干各一两，麻黄、干姜、桂心各三两，细辛一两半""治肺气不足，咳逆上气，牵绳而坐，吐沫唾血，不能饮食方。"

单从药物组成分析，本方实为射干麻黄汤去大枣、生姜用干姜，加紫苏子、桑白皮、人参、杏仁、甘草、桂心。也可看作小青龙汤去芍药，桂枝用桂心，加紫苏子、桑白皮、射干、紫菀、款冬花、杏仁、人参。方以理成，方随证出。

（十七）小青龙汤与厚朴麻黄汤

《金匮要略·肺痿肺痈咳嗽上气病脉证治第七》："咳而脉浮者，厚朴麻黄汤主之。"厚朴麻黄汤方："厚朴五两，麻黄四两，石膏如鸡子大，杏仁半升，半夏半升，干姜二两，细辛二两，小麦一升，五味子半升。"

小青龙汤、射干麻黄汤、厚朴麻黄汤是治疗"冷哮"的常用三方。

单从药物组成分析，三方中都用到了麻黄宣肺散寒和半夏、干姜（生姜）、细辛、五味子温化痰饮。在此基础上，厚朴麻黄汤中用到了厚朴、杏仁降气止咳平喘，石膏清散郁热，小麦顾护正气。

可以把厚朴麻黄汤看作小青龙汤的随症加减方：小青龙汤去桂枝、芍药、炙甘草，加厚朴、杏仁、石膏、小麦。

桂枝、芍药开太阳、和营卫；紫菀、款冬花温肺气、止咳喘；厚朴、杏仁下逆气、止咳喘。

都是随症加减，都是示人以处方之法。

《皇汉医学》中对厚朴麻黄汤的一段论述可供参考："浅田氏曰：此方之药有似小青龙加石膏汤，然降气之力为优，故用于喘息上气有效。主溢饮者，宜小青龙加石膏，又与射干麻黄汤互用。然此方宜于热强脉浮者，与彼方之用于无热有异也。又富贵安逸之人过于膏粱，腹满而咳者，此方加大黄有效。麻黄与大黄为伍，势如表里，与《千金》黑散同意，有奇效也。"

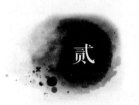

少阳和解之主方

——小柴胡汤漫谈

（一）小柴胡汤的功效

《伤寒论》第230条："阳明病，胁下硬满，不大便而呕，舌上白胎者，可与小柴胡汤。上焦得通，津液得下，胃气因和，身濈然汗出而解。"

徐灵胎在《伤寒论类方》中指出：上焦得通，津液得下，胃气因和，身濈然汗出而解，"此四句，申明小柴胡之功效如此，所以诸症得之皆愈也"。

服小柴胡汤可使上下通达，里和表畅。也就是说，小柴胡汤具有和畅表里，通达上下之功效。

那么，也可以这样理解：凡是具有表里不和、上下不畅之病证，都可以考虑使用小柴胡汤（加减）治疗。

《伤寒论》第96条："伤寒五六日中风，往来寒热，胸胁苦满，嘿嘿不欲饮食，心烦喜呕，或胸中烦而不呕，或渴，或腹中痛，或胁下痞硬，或心下悸、小便不利，或不渴、身有微热，或咳者，小柴胡汤主之。"

"伤寒五六日中风"，似乎文义不通，我们可以解读为或伤寒、或中风、或其他外感，发病已有数日（并非刚起病）。诸见症颇为杂乱，烦、呕、满、痛等似多属里证，但身有寒热又有表证之嫌。综合诸症，既无法得出"病邪在表不在里"，也无法得出"病邪在里不在表"之结论。同时，既有胸满、心烦、咳嗽等上焦见症，又有喜呕、心下悸、胁满、腹痛等中焦见症，也有小便不利等下焦见症。面对此类病证，单纯使用汗法、下法甚或吐法，皆不足取，唯以小柴胡汤和畅表里、通达上下。上下表里既畅，气机升降出入复常，诸症自解。即或有残邪留于一隅，也可随证去之。

曾会诊一临产患者，高热5日，胎儿不能娩出。诊见急性病容，胸憋腹胀，端坐喘息，口苦咽干，心烦喜呕，舌红苔白，脉象弦数。辨为少阳病小柴胡汤证，治用小柴胡汤加减。

处方：柴胡12g，黄芩12g，姜半夏9g，党参9g，枳实9g，生姜3片，生甘草3g，益母草15g。当日下午分2次服完1剂，晚上热退，胎儿自然娩出。

小柴胡汤似乎与分娩无关。但表里和畅、三焦通达，当是自然分娩的有利条件。本案中，胎儿能够自然娩出，当得益于使用小柴胡汤（加减方）后"上焦得通，津液得下，胃气因和"之结果。

（二）小柴胡汤证的病机

小柴胡汤出自《伤寒论》第96条，而第97条似专为解释96条而设。

第97条："血弱气尽，腠理开，邪气因入，与正气相搏，结于胁下。正邪分争，往来寒热，休作有时，嘿嘿不欲饮食。藏府相连，其痛必下，邪高痛下，故使呕也，小柴胡汤主之……"

此条似有后人增入之嫌。但论中"血弱气尽，腠理开，邪气因入，与正气相搏，结于胁下"一语，对认识小柴胡汤证颇为有益。小柴胡汤证的形成，是在正气虚弱的基础上，邪气入于少阳，正邪交争于少阳而成。

何谓少阳病？

《伤寒论》第263条："少阳之为病，口苦，咽干，目眩也。"

何谓少阳？

从表、里做解，少阳为半表半里；从脏腑经络做解，少阳为胆（经）与三焦（经）。

口苦、咽干、目眩，显然为热证。

邪气既不在表，也不在里，或者说既不能出表，又不能入里，而是郁于半表半里，郁热上迫，故见口苦、咽干、目眩等症。

如胆经郁火上炎，也可见口苦、咽干、目眩等症。

可以这样认为：小柴胡汤证的病机是在正气不足的基础上，邪热郁于半表半里；或者说，在正气不足的基础上，胆经郁热，三焦不畅。

总之，小柴胡汤证属正虚邪实之证，总为郁热为患，气机升降出入障碍。

（三）小柴胡汤方解

小柴胡汤："柴胡半斤，黄芩三两，人参三两，半夏（洗）半升，甘草（炙）、生姜（切）各三两，大枣（擘）十二枚。上七味，以水一斗二升，煮取六升，去滓，再煎取三升，温服一升，日三服。"

成无己在《伤寒明理论》中是从"和解表里"角度做解的：

"伤寒邪气在表者，必渍形以为汗。邪气在里者，必荡涤以为利。其于不外不内，半表半里，既非发汗之所宜，又非吐下之所对，是当和解则可矣。小柴胡为和解表里之剂也。柴胡味苦平微寒，黄芩味苦寒。《内经》曰：热淫于内，以苦发之。邪在半表半里，则半成熟矣。热气内传，攻之不可，则迎而夺之，必先散热，是以苦寒为主，故以柴胡为君，黄芩为臣，以成彻然发表之剂。人参味甘温，甘草味甘平，邪气传里，则里气不治，甘以缓之，是以甘物为之助，故用人参、甘草为佐，以扶正而复之也。半夏味辛微温，邪初入里，则里气逆，辛以散之，是以辛物为之助，故用半夏为佐，以顺逆气而散邪也。里气平正，则邪气不得深入，是以三味佐柴胡以和里。生姜味辛温，大枣味甘温。《内经》曰：辛甘发散为阳。表邪未已，迤逦内传，既未作实，宜当两解，其在外者，必以辛甘之物发散，故生姜、大枣为使，辅柴胡以和表。七物相和，两解之剂当矣。"此处和解表里，实即两解表里。后世通常解读为柴胡解表，黄芩清里，人参、甘草、半夏、生姜、大枣和中而扶正。

但半表半里证，既非表证，也非里证，与后世所说表里同病是有区别的。从"两解表里"解读小柴胡汤，似欠妥贴。

清代医家王子接在《绛雪园古方选注》中指出："柴胡汤，不从表里立方者，仲景曰：少阳病，汗之则谵语，吐下则悸而惊，故不治表里，而以升降法和之，盖遵《经》言。"

从升降法做解，则柴胡升清，黄芩苦降，人参、甘草、半夏、生姜、大枣和中而扶正。升降复则半表半里之邪或出表，或入里，随证治之。

也有不从表、里、半表半里做解，而从脏腑做解者。如章楠在《伤寒论本旨》中指出："人身阳气，由肝胆而升，从肺胃而降，邪客少阳，则升降不利。柴胡味薄气清，专舒肝胆之郁，以升少阳之气；黄芩味薄苦降，凉而解热，同半夏从肺胃散逆止呕。此三味通调阴阳，以利升降之气也。人参、甘草补中，姜、枣调营卫，上下表里之气皆调达，故为少阳和解之主方。"外邪初客，甚或五六日、十余日，治疗立方仍着眼于祛邪外出，而从疏肝胆、降肺胃、补中调营卫着眼，似非捷径。倘若用小柴胡汤治疗内伤病，此解颇为可从。

此解中，"上下表里之气皆调达"一语，尽管并非指全方之效，但移用于全方，似颇吻合。服用小柴胡汤确有使"上下表里之气皆调达"之效。

证之临证，柴胡可升可散。综合诸家之论，可以认为：小柴胡汤中，君以柴胡升散，臣以黄芩清降，二药相合，以治半表半里之郁热；他药和中扶正为佐使，以治正气之不足。

（四）小柴胡汤证的主症

小柴胡汤证的主症，依据《伤寒论》第263条和第96条，可以概括为：口苦，咽干，目眩，往来寒热，胸胁苦满，默默不欲饮食，心烦喜呕。

临床上，我们可以见到表现典型的小柴胡汤证患者。

曾治疗一老年女性，感冒后静脉滴注抗生素3周，致卧床不起。笔者至其家中诊治，患者闭目卧床。

问其哪儿不舒服？回答："全身都不舒服。"

问其冷吗？热吗？回答："冷一阵，热一阵，难受死了。"此为往来寒热。

问其口苦吗？回答："苦死了。"嗓子干吗？回答："干。"眼睛难受吗？回答："难受。不想睁眼。"此为口苦、咽干、目眩。

问其想吃饭吗？回答："不想吃。"为什么不想吃？不饿吗？回答："不饿。憋得满满的，怎能吃进去呢？"（患者用手从胸指到腹）。恶心吗？回答："有点。"心烦吗？回答："烦，烦死了。我想静静地躺着，听到别人说话就烦得不行。"此为胸胁苦满，默默不欲饮食，心烦喜呕。

也许，这种问诊带有诱导之嫌，但笔者欣喜于患者的病症与《伤寒论》中的论述如此吻合！

更让笔者欣喜的是，处以3剂小柴胡汤，3天后患者高兴地告诉笔者："服第1剂药后我能吃饭了，服第2剂药后我能下地了，服第3剂药后我觉得病好了。"

当然，如此典型的小柴胡汤证在临床上并不多见，而多见的是不典型的小柴胡汤证。那么，从"抓主症"的角度考虑，上述小柴胡汤证的主症中，哪些症状为特征性的症状呢？哪些症状对辨证具有决定性的影响呢？

日人汤本求真在《皇汉医学》中指出："然咽干、目眩二证，非少阳病亦有之，难为准据。唯口苦一证，无所疑似，可为确征。以之为主目标，他二证为副目标，后可肯定为少阳病也。"

口苦对少阳病的辨证具有决定性的作用，由此推论，口苦当然对小柴胡汤证的辨证也具有决定性的作用。

《皇汉医学》引用《古方便览》中小柴胡汤案："一男子，年三十，患伤寒，四肢逆冷挛急而恶寒，其脉沉微，欲毙。诸医投以参附剂无效。余诊之，胸胁苦满，乃与此方二、三剂，其脉复续。使服二十余剂，痊愈。"

此案辨证，并无口苦，且除胸胁苦满一症外，绝无任何一症与少阳病、与小柴胡汤证有关。

日人东洞吉益先生在《药征》中指出，柴胡"主治胸胁苦满也。旁治寒热往来，腹中痛，胁下痞硬"。并谓"《本草纲目》柴胡部中，往往以往来寒热为其主治也。夫世所谓疟疾，其寒热往来也剧矣，而有用柴胡而治也者，亦有不治也者。于是质之仲景氏之书，其用柴胡也，无不有胸胁苦满之证。今乃施诸胸胁苦满而寒热往来者，其应犹响之于声，非直疟也，百疾皆然。无胸胁苦满证者，则用之无效焉。然则柴胡之所主治，不在彼而在此"。

此案加此论，我们似乎又可以认为，胸胁苦满对于小柴胡汤证的辨证具有决定性的作用。

可以想知，历代不少医家都在思考、摸索对方证的辨识，这种辨识在一定程度上是积极的、有意义的。但时至今日，我们并没有发现对任何一个方证的辨识有刻板可循。换句话说，我们并没有见到一个实用的标准化的方证辨识。

方证的辨识需要脉证合参，需要"慧然独悟"。

方证的存在属"形而下"的范畴，而方证的辨识，不但属"形而下"的范畴，还属于"形而上"的范畴。

冯世纶老师在《解读张仲景医学》一书中指出："故少阳病之辨，与其求之于正面，还不如求之于侧面，更为正确。即要辅以排除法，因为表里易知，阴阳易判，凡阳性证除外表里者，当然即属半表半里阳证，也即少阳病。"此说从临证中来，可供参考。

（五）但见一证便是柴胡证

《伤寒论》第101条："伤寒中风，有柴胡证，但见一证便是，不必悉具……"

对于本条的理解，历代注家歧义迭见，辩论焦点在于"一证"为何？

当代医家赵锡武指出："所谓一证是言主证。主证有三：一为寒热往来，二为口苦、咽干、目眩，三为胸胁苦满、干呕。而胸胁苦满为主证中之主要

者。"（《赵锡武医疗经验》）

刘渡舟教授指出："少阳病证状很多，临床上不可能在一个患者身上同时全部见到，因而也无需诸证俱备，才可用小柴胡汤或其他柴胡剂。'但见一证便是，不必悉俱'，讲的就是这个意思。'一证'当活看，不要认为就是一个证，更不能认为是任意一个症状。而应该理解为一、二个能确实无误地反映出少阳病病变特点的主证。如见到往来寒热或胸胁苦满等，便可使用小柴胡汤……"（《伤寒论诠解》）

刘教授还指出："个人认为'一证'和'不必悉具'应对照来体会，着眼点在于'不必悉具'，如呕而发热，或胁下痞硬，或往来寒热，但见少阳主证，使人确信不疑，便宜与柴胡汤，不必待其证候全见。使用柴胡汤应以此说为准。"（《伤寒挈要》）

尽管"着眼点在于'不必悉具'"，但读者仍易将思考点落在"一证"上。

笔者在反复学习柴胡证时，突然明白，对于这一条文的理解，重在明理，而不重在"一证"与"悉具"等字眼上。此理为：病证无论在表或在里，只要有小柴胡汤见症，哪怕仅仅是一症，也就意味着单用表证或者单用里证无法完全解释见症者，此时单治表或单治里均属治不对证，而应当先予小柴胡汤（或小柴胡汤类方）和畅表里、通达上下，或在此基础上取用汗法或下法。

临床上，我们经常遇到某一具体病患，似乎可以辨为某一证或某一方证，但总有那么一两个症状不支持此番辨证。这时候，很多医者会选择忽视这一两症的存在。但细细品读《伤寒论》中对少阳病和小柴胡汤证的描述，我们可以感知到作者对这类状况的处理，是重视这一两症的存在，然后进一步思考，重新辨证。太阳病见口苦，也许并不是太阳病，而是少阳病（或太阳少阳合病）；阳明病见胸胁苦满，也许并不是阳明病，而是少阳病（或少阳阳明合病）……如此类推，这实为临床辨证开一法门。

《伤寒论》一书的伟大之处极多，其中之一是教给后学者：中医临证必须辨证，并且辨证一定要精细。

徐灵胎在《伤寒论类方》中指出："少阳之外为太阳,里为阳明,而少阳居其间。故少阳之症,有兼太阳者,有兼阳明者,内中见少阳一症,即可用小柴胡汤,必能两顾得效。仲景所以独重此方也。"

也许,后世医家在临证中广用小柴胡汤之原因,可从此理悟出。

（六）小柴胡汤又名三禁汤

《伤寒论》第264条："少阳中风,两耳无所闻,目赤,胸中满而烦者,不可吐下,吐下则悸而惊。"

第265条："伤寒,脉弦细,头痛发热者,属少阳。少阳不可发汗,发汗则谵语,此属胃。胃和则愈,胃不和,烦而悸。"

少阳病既非表证,也非里证。因此,单纯治疗表证之汗法,治疗里证之吐法、下法皆不可用。后人总结为少阳病有汗、吐、下三禁。

王好古在《此事难知》中谈到小柴胡汤时指出："忌发汗,忌利小便,忌利大便,故名三禁汤,乃和解之剂。"在《医垒元戎》中指出："小柴胡汤,不汗、不下、不利小便,故洁古名三禁汤也。"同样是三禁,但已将忌吐改为忌利小便。

应该说,对于少阳病,治疗应该取用和解,汗法、下法、吐法、利小便法皆不可取。当然,如果少阳病兼有太阳病或阳明病等,在使用和解法的同时,兼用对证之汗法、下法、吐法、利小便法是可以的。

用小柴胡汤治疗少阳病,有时我们可以观察到汗出而愈,有时可以观察到药后大便畅通,个别患者可以见到药后呕吐而病愈。这是小柴胡汤和解的结果,而并非小柴胡汤具有汗、吐、下之作用。

当然,我们在用小柴胡汤治疗少阳病时,也不可以使用大剂柴胡以求汗出热退之结果,这样有失和解之意。

古人一方面发现小柴胡汤在临床上用途极广,谓"此方之功用普矣"（《伤寒论章句》）；另一方面也指出,小柴胡汤总须因证而施,不可滥用。

如《医宗金鉴》中指出：“世俗不审邪之所据，果在半表半里之间，与所以应否和解之宜，及阴阳疑似之辨，总以小柴胡为套剂。医家幸其自处无过，病者喜其药味平和，殊不知因循误人，实为不浅。”《伤寒论本旨》中也指出：“后世方书，混称柴胡可以通治外感之邪，以致相习成风，大悖仲景之道，杀人于冥冥中，良可慨也。”

（七）小柴胡汤中的柴胡

很显然，小柴胡汤中以柴胡为君，原方中柴胡用量最重，为“半斤”。

清代医家柯韵伯在《伤寒来苏集》中指出：“先辈论此汤，转旋在柴、芩二味，以柴胡清表热，黄芩清里热也。卢氏以柴胡、半夏得二至之气而生，为半表半里之主治，俱似有理。然本方七味中，半夏、黄芩俱在可去之例，惟不去柴胡、甘草，当知寒热往来，全赖柴胡解外，甘草和中，故大柴胡去甘草，便另名汤，不入加减法。”

而宋代医家许叔微在《普济本事方》中载有柴胡散：“柴胡（四两，洗，去苗），甘草（一两，炙）。上细末。每服二钱，水一盏，同煎至八分，食后热服”“治邪入经络，体瘦肌热，推陈致新，解利伤寒，时疾、中暍、伏暑。”以柴胡配甘草成方，可以“解利伤寒”。

柯氏论述，似有所偏，没有黄芩相配，柴胡便不足以治少阳病之寒热往来，口苦、咽干也就无由而解。但这段论述强调小柴胡汤中柴胡的重要性是可取的，尤其是治疗寒热往来，或者治疗发热，需倚重柴胡。笔者治疗少阳病之寒热往来，每取柴、芩相配。而治疗少阳病发热，每独取柴胡而不用黄芩。

《神农本草经》中柴胡位居上品：“气味苦、平，无毒。主心腹肠胃中结气、饮食积聚，寒热邪气，推陈致新。久服轻身，明目，益精。”

古人在长期的临床实践中，发现柴胡可以去除在表之寒热邪气，可以去除在里之心腹肠胃中结气、饮食积聚，可以使周身表里上下气机畅通，隐约中有推陈致新之功。后世医家在此基础上对柴胡的性味功用做了进一步的界定和发挥。如王好古在《汤液本草》中有如下记述："柴胡气平，味微苦""少阳经、厥阴经行经之药""东垣云：能引清气而行阳道，伤寒外诸药所加，有热则加之，无热则不加。又能引胃气上行，升腾而行春令是也""柴胡泻肝火（黄连佐之），柴胡泻胆火（亦以黄连佐之）""柴胡泻三焦火（黄芩佐之）。"

也许，后世医家对柴胡的认识，并不一定符合《伤寒论》中张仲景对小柴胡汤中柴胡的认识。但柴胡的归经属脏、升浮降沉等理论，有助于我们临证中使用柴胡和小柴胡汤。

清代医家叶天士在《临证指南医案》中提到"柴胡劫肝阴"，且其用小柴胡汤治疗温热病时，每以青蒿代柴胡。吴鞠通在《温病条辨》中指出："青蒿较柴胡力软，且芳香逐秽、开络之功则较柴胡有独胜。"

从"伤寒"至"温病"，临证方药的发展是一种必然。叶天士在临证中发现，对于部分邪在少阳的温热病，使用柴胡，尤其是较大剂量的柴胡，有增热伤阴之弊，于是提出了"柴胡劫肝阴"之说。同时，经临证体验，以青蒿代柴胡，既能透邪外出，又无增热伤阴之弊。

中医临床者，能从临证中发现问题，经过思考后上升至理论阐述，并找出解决办法，这是非常可贵的。中医临床学的发展，很大程度上都是依赖这种方式进行的。

当然，每位临床者的临床体验仅仅是个人的临床体验。这些临床体验，包括随之而产生的理论阐述，也仅仅是供后学者学习、借鉴的经验。任何一位后学者都不可能被某一位先行者完全限定在其前行的脚印上。我们既不能因有"柴胡劫肝阴"之说而不敢用柴胡，或只敢用极少量（以分计）；也不能无视"柴胡劫肝阴"之说而肆意滥用柴胡，或大剂浪用。

临证体会，柴胡确有使舌苔变少之作用。作为风药，柴胡偏燥，从其药性来讲，确有伤耗阴津之偏。

"故方之既成，能使药各全其性，亦能使药各失其性"（《医学源流论》）。柴胡是否劫肝阴，不仅取决于其自身之性味，更取决于其在方中的配伍和剂量。

（八）小柴胡汤中柴胡的用量

笔者早年实习时，曾跟一位治疗肝病的老师抄方。老师几乎每方都用柴胡，且柴胡恒用30g。问及为何如此频用、重用柴胡，老师的回答是："这是我的临床体验。慢性肝病必用柴胡，且需重用。不但重用，且需久用，疗效极好。"

曾有一位"急性甲型肝炎"患者，经西医救治后，病情平稳，各项检查指标趋于正常，唯每晚寒热往来。笔者处以小柴胡汤，其中柴胡用18g，黄芩用12g，党参用9g，服1剂后寒热往来未再复发，但虚汗淋漓，身体更显无力。急以补中益气汤调治，虚汗渐止，气力渐增。

泛览医书，历代医家对柴胡的用量认识不一，体会各异。有用以分计者，有用以钱计者，有用以两计者。表面上看起来毫无理致可言，实际上这里涉及到配伍，涉及到相对剂量。

在一张剂中，考察某一味药的用量，在一定范围内，相对剂量的意义远大于绝对剂量。

举例而言，单用柴胡，12g也许能发汗。倘若12g柴胡中配以12g人参，则绝不可能发汗。

单用柴胡，100g也许能让病人大汗淋漓，耗气伤津。倘若100g柴胡中配以30g人参，则绝不至于大汗淋漓。

笔者治疗新感少阳病，如无宿病，使用小柴胡汤时，常用柴胡12g，通常不用人参（或党参）。如用小柴胡汤治疗内伤病，柴胡通常使用9g，甚或6g。并没有发现因柴胡的用量不同而影响疗效的情况。

（九）小柴胡汤中的人参

人参，在《神农本草经》中列于"上品"，具有"补五脏，安精神，定魂魄，止惊悸，除邪气，明目开心益智"之功，有"久服轻身延年"之效。后世多将人参用作补气养身之品，认为其有固脱救急之用。

但一味如此常用的药，众人对其"气"的认识竟不能明确，可谓从古争论至今。

《神农本草经》中首言人参气"微寒"，而后世医家在临证中多以人参"气温"使用。以至于清代医家陈修园在《神农本草经读》中大发议论："自时珍之《纲目》盛行，而神农之《本草经》遂废。即如人参，《本经》明说微寒，时珍说生则寒，熟则温，附会之甚。"又说："今人辄云：以人参回阳，此说倡自宋、元以后，而大盛于薛立斋、张景岳、李士材辈，而李时珍《本草纲目》尤为杂沓。学者必于此等书焚去，方可与言医道。"

张锡纯在《医学衷中参西录》中录有"人参解"，他认为《神农本草经》中人参性微寒当有误。张氏指出："人参之种类不一，古所用之人参，方书皆谓出于上党，即今之党参是也。考《神农本草经》载，人参味甘，未尝言苦，今党参味甘，辽人参则甘而微苦，古之人参其为今之党参无疑也。特是，党参之性，虽不如辽人参之热，而其性实温而不凉，乃因《神农本草经》谓其微寒，后世之笃信《神农本草经》者，亦多以人参之性果然微寒，即释古方之用人参者，亦本微寒之意以为诠解，其用意可谓尊经矣。然古之笃信《神农本草经》而尊奉之者莫如陶弘景。观其所著《名医别录》，以补《神农本草经》所未备，谓人参能疗肠胃中冷，已不遵《本经》以人参为微寒可知。因此，疑年湮代远，古经字句或有差讹，吾人生今之世，当实事求是，与古为新。今试即党参实验之，若与玄参等分并用，可使药性无凉热，即此可以测其热力矣。"

证之当前临证，药房中所配制的人参，无论是红参还是白参，当为"气温"无疑。

（十）小柴胡汤之妙在人参？

尝读《张氏医通》，见小柴胡汤方下有如下论述："治少阳受邪，往来寒热，脉弦，胁痛而呕""少阳为阴阳交界，邪传至此，已渐向里，故用柴胡升发其邪，使从外解，即以人参挡截于中，不令内犯。更以半夏、黄芩清解在里之热痰，生姜、大枣并祛在表之邪气，又须甘草协辅参、柴，共襄匡正辟邪之功，真不易之法，无容拟议者也……独怪世医用小柴胡，一概除去人参，且必加枳、桔耗气之品，此非法之法，习俗相承，匿于横议者也。何怪乎道艺日卑，风斯日下哉！"

本段论述明白晓畅，小柴胡汤方中人参有不使邪气内犯之重任，必不可去。但笔者注意到"世医用小柴胡，一概除去人参"一语，且如此用法"习俗相承"。为什么？

张锡纯在《医学衷中参西录》中谈到小柴胡汤时指出："是以愚用此方时，于气分壮实者，恒不用人参。而于误服降药后及气虚者，则必用人参也。"

可见，小柴胡汤在使用过程中，是否去人参，取决于病证中是否有气虚。

徐灵胎在《伤寒论类方》中指出："小柴胡汤之妙在人参。"这只是仅从《伤寒论》中小柴胡汤的方证而言，理论上讲是完全正确的。但对临证者而言，小柴胡汤所治病证极广，很多情况下，小柴胡汤之妙与人参无关。

当代医家程门雪指出："余邪留恋，正虚不能达邪之差后发热无表里证，以小柴胡汤为最佳。用此汤治劳复，参为必须之品；初起伤寒少阳证用小柴胡汤者，多去参用之，此则非用全方不能收扶正达邪之功效也，须注意焉。"（见《程门雪论外感病》）

此语从临床中来，值得我们体会。

笔者在临证中使用小柴胡汤，用参者较少。不但使用人参机会较少，生姜、大枣也较少使用，且甘草每用生甘草。

清代医家黄元御在《伤寒悬解》中指出："小柴胡汤柴、芩清泄半表，使不入于阳明；参、甘温补半里，使不入于太阴，则邪解于本经，而无入阴入阳之患，是之谓和解表里也。"

人参、甘草有使邪"不入于太阴"之功，联想到易水学派用药心法中常用苍术"下安太阴"。参、甘与苍术，前者在于补，后者在于运；前者为静药，后者为动药。笔者用小柴胡汤，见"舌上白苔"者，常不用人参、炙甘草，而加用生苍术，取效佳。

由小柴胡汤加苍术，可联想到后世常用的小柴胡汤合平胃散方，即柴平汤方。

由柴平汤方又可联想到临床上常用的小柴胡汤合二陈汤加减、小柴胡汤合保和丸加减、小柴胡汤合四君子汤加减等等。

这些合方在临证使用中，有用人参者，有去人参者，总需依证用药。

（十一）小柴胡汤加减治疗表证

《伤寒论》第146条："伤寒六七日，发热，微恶寒，支节烦疼，微呕，心下支结，外证未去者，柴胡桂枝汤主之。"

柴胡桂枝汤为小柴胡汤与桂枝汤原方分量各半之复方："桂枝一两半（去皮），黄芩一两半，人参一两半，甘草一两（炙），半夏二合半（洗），芍药一两半，大枣六枚（擘），生姜一两半（切），柴胡四两。上九味，以水七升，煮取三升，去滓，温服一升。本云人参汤，作如桂枝法，加半夏、柴胡、黄芩。复如柴胡法，今用人参，作半剂。"

发病已近1周，发热、恶寒、支节烦疼，仍为太阳表证。已见微呕、心下支结，虽非典型之少阳病，但此见症绝非太阳病所能解释，治疗也绝非单治太阳病所能痊愈。

病有表证，不能单独治表；里证不显，也不宜表里同治。古人巧妙地创立一法，在和解的基础上治疗表证，即在小柴胡汤和解少阳的基础上合用桂枝汤治疗太阳病。

在和解的基础上治疗表证，这实在是临床治疗中的一大法门。病变数日，表证仍在者可用；病变初起，表证不典型者也可使用。体质因素，生活方式的影响，以及治疗前使用西药及中成药的影响，使得这一治法在当前临床上应用机会极多。

在这一治法的指导下，小柴胡汤可以合用桂枝汤。那么，小柴胡汤是否可以与麻黄汤合用？

如果证见麻黄汤证，同时又有邪入少阳之见证，自然应该使用小柴胡汤与麻黄汤合方治疗。

笔者治疗外感病，小柴胡汤与四味羌活汤（羌活、防风、苍术、甘草）合方加减为常用方之一，在小柴胡汤和解少阳的基础上用四味羌活汤开太阳，祛外邪。

治疗王某，女，29岁，2012年3月6日初诊。

昨晚夜归，恶寒，身痛，渐发热。今日上午就诊，症见：恶寒，无汗，头身疼痛，周身关节疼痛，发热，口苦，咽干。舌红，苔薄白腻，脉浮弦数。证属风寒湿邪痹阻太阳，太阳少阳合病。治疗当在和解少阳基础上开太阳，祛风寒湿邪。方用小柴胡汤合四味羌活汤加减。

处方：柴胡12g，黄芩12g，姜半夏9g，羌活9g，防风9g，生苍术9g，滑石（包）18g，生甘草3g。1剂，水煎热服，服后捂被休息。

一服汗出而愈。

（十二）柴胡桂枝汤治疗虚人外感

方书多谓小柴胡汤可治疗虚人外感。笔者临证多用柴胡桂枝汤治疗虚人外感，其中小柴胡汤和解表里，桂枝汤调和营卫。

治疗雷某，女，33岁，2010年3月22日初诊。

自诉反复感冒，深以为苦。近2天感冒又发，周身酸困，乏力懒动，恶寒，发热（低热），鼻窍欠畅，睡眠欠佳。舌质淡红，舌苔黄白，脉细弦。治以柴胡桂枝汤加减和解表里，调和营卫。

处方：柴胡12g，黄芩12g，桂枝9g，赤芍12g，姜半夏9g，蝉蜕9g，炙甘草3g。3剂，水煎服。

药后诸症俱消，周身和畅。此后每次感冒皆以柴胡桂枝汤加减而愈，且感冒次数明显减少。

笔者体会，即使是虚人外感，处方中不一定要使用补药。老人及久病体虚等正虚较显而不得不用者例外。

事实上，方中桂枝、甘草既有辛甘化阳之功，也有补益之效。

在和解的基础上调和营卫，营卫和、表里畅、升降复，虚人外感可愈，推之他病，亦可因之而愈。柴胡桂枝汤作为一张"治人"之方，值得临证思考、重视。

（十三）柴胡桂枝汤加减治疗痹病

桂枝汤中的芍药，如用赤芍药，则桂枝配赤芍药，具有温通营卫、通行气血之功。小柴胡汤通达表里上下，合以桂枝汤温通气血，则柴胡桂枝汤可广泛应用于气血痹阻之痹病类病变。

笔者常用柴胡桂枝汤加减治疗新痹而表现为多处关节疼痛者；常用柴胡桂枝汤合桂枝茯苓丸加减治疗久痹而表现为多处关节疼痛或关节肿痛者。

治疗刘某，女，68岁，2011年4月6日初诊。

近1年来周身不适，周身关节游走性疼痛，左足大趾肿痛（皮色不变），影响走路。纳食好，大小便正常，精神尚好。舌质淡暗，舌苔白，脉细弦。证属营卫不畅，气血痹阻。治以通调营卫气血、活血行痹为法，方用柴胡桂枝汤合桂枝茯苓丸加减。

处方：柴胡9g，桂枝9g，赤芍12g，黄芩12g，姜半夏9g，茯苓15g，桃仁12g，牡丹皮15g，川牛膝15g，生甘草3g。7剂，水煎服。

2011年4月13日二诊：服药后关节疼痛明显减轻，大便偏稀。上方加生苍术12g，7剂，水煎服。

2011年4月20日三诊：关节疼痛已止，大便每日1次。舌质淡暗，舌苔薄白，脉细弦缓。上方生甘草改为炙甘草，加淫羊藿12g。7剂，水煎服。

药后无不适，停药。

按：本案辨证，既不易辨出小柴胡汤证，也不易辨出桂枝汤及桂枝茯苓丸证。从关节游走性疼痛一症，似可辨为行痹而取用羌活、防风等祛风治痹之品。笔者临证常着眼于周身不适一症而取用柴胡桂枝汤治疗，着眼于流通周身气血，取效多佳于治疗行痹之常法。该患者病程较长，且足趾肿痛，故合用桂枝茯苓丸加川牛膝以加强行血通痹之效。

（十四）小柴胡汤加减治疗里证

《伤寒论》第103条："太阳病，过经十余日，反二三下之，后四五日，柴胡证仍在者，先与小柴胡。呕不止，心下急，郁郁微烦者，为未解也，与大柴胡汤，下之则愈。"

大柴胡汤："柴胡半斤，黄芩三两，芍药三两，半夏半升（洗），生姜五两（切），枳实四枚（炙），大枣十二枚（擘）。上七味，以水一斗二升，煮取六升，去滓，再煎，温服一升，日三服。一方加大黄二两，若不加，恐不为大柴胡汤。"

后人通常认为大柴胡汤的组成中有大黄。

《伤寒论》第104条："伤寒十三日不解，胸胁满而呕，日晡所发潮热，已而微利，此本柴胡证，下之以不得利，今反利者，知医以丸药下之，此非其治也。潮热者，实也，先宜服小柴胡汤以解外，后以柴胡加芒硝汤主之。"

柴胡加芒硝汤："柴胡二两十六铢，黄芩一两，人参一两，甘草一两（炙），生姜一两（切），半夏二十铢（本云五枚，洗），大枣四枚（擘），芒硝二两。上八味，以水四升，煮取二升，去滓，内芒硝，更煮微沸，分温再服。不解，更作。"

从上述两方证中，我们可以看出，小柴胡汤证如伴见里实证，可在和解的基础上加用泻下药。也就是说，在少阳病的基础上伴见阳明病，治疗可用柴胡剂与承气剂合方加减。至于小柴胡汤用多大剂量，是否减去扶正药，泻下药当加用大黄、枳实还是芒硝，或者说是合用大承气汤、小承气汤还是调胃承气汤，俱当随证治之。张仲景在这里只是（也只能）举例而言。

反过来，临证如见非典型之阳明腑实证，同时见少阳一症，当不用承气汤，而宜用柴胡汤与承气汤合方化裁。

阅读前人医案是学习方证很重要的方法之一。下面三案录自宋代医家许叔微所著《类证普济本事方》一书。

案1："有人患伤寒五六日，但头汗出，自颈以下无汗，手足冷，心下痞闷，大便秘结，或者见四肢冷，又汗出满闷，以为阴证。予诊其脉沉而紧。予曰：此症诚可疑，然大便秘结，非虚结也，安得为阴？虽脉沉紧为少阴症，然多是自利，未有秘结者。此症半在里半在表也，投以小柴胡得愈。"

案2："尝记有人病伤寒，心烦喜呕，往来寒热，医以小柴胡与之，不除。予曰：脉洪大而实，热结在里，小柴胡安能去之？仲景云：伤寒十余日，热结在里，复往来寒热者，与大柴胡汤。三服而病除。"

案3："又记有人病伤寒，身热目痛，鼻干不得卧，大便不通，尺寸脉俱大，已数日。一夕汗出，予谓速以大柴胡下之。医骇曰：阳明自汗，津液已漏，法当行蜜兑，何苦须用大黄药？予谓曰：子只知抱稳，若用大柴胡，此仲景不传之妙，公安能知之？予力争，竟用大柴胡，二服而愈。"

案1似阴证，实为小柴胡汤证；案2似小柴胡汤证，实为大柴胡汤证；案3似阳明病，实为大柴胡汤证。

体会这些医案，有助于我们认识小柴胡汤证与大柴胡汤证。

笔者临证治疗便秘而发热者，每用小柴胡汤合升降散加减，疗效较好。

治疗李某，男，9岁，2011年6月3日初诊。

发热2天，下午及晚上较甚，呈持续性发热，纳食减少，不大便，有咽痛、口干，无恶寒，口不苦。舌质红，舌苔黄腻，脉弦数。证属阳明积热，气机不畅，治以和畅气机、清下积热为法，方用小柴胡汤合升降散加减。

处方：柴胡9g，黄芩9g，僵蚕9g，蝉蜕9g，姜半夏6g，炒莱菔子12g，生大黄（后下）9g，桔梗9g，生甘草2g。2剂，水煎服。

12小时内分4次服完2剂药，泻下3次而愈。

本案似无明显少阳病见症，按理不当用小柴胡汤。本案可辨为阳明腑实证，但又非典型之阳明腑实证，热邪仍处于弥散趋热状态。而热邪弥散，又非白虎汤证。脉见弦象，既不沉，也不洪，可作为辨证之佐证。此时用药，在和解的基础上清泻，较单治阳明病为优。

（十五）小柴胡汤治疗咳嗽

通常认为，小柴胡汤可治疗寒热往来而咳嗽者。

近代医家唐容川著《血证论》，称和法为"血证之第一良法"，在血证的治疗中广用小柴胡汤。

《血证论·咳嗽》记载："《内经》云：五脏六腑皆有咳嗽，而无不聚于胃关于肺，上条分肺胃治已详。兹有一方，可以统治肺胃者，则莫如小柴胡汤。肺火盛加麦冬；心火盛加黄连、当归；肝火盛加当归、胡黄连；黄昏咳嗽为火浮于肺，加五倍子、五味子以敛之；五更咳嗽，为食积之火，至寅时流入肺经，加莱菔子；痰凝气滞者，加栝楼霜、旋覆花、杏仁、桔梗、射干、川贝母；水饮上冲者，加葶苈子、桑白皮、细辛、五味子；有寒加干姜、云茯苓；若兼外感，发热恶寒，鼻塞头痛而咳嗽者，宜小柴胡汤加荆芥、紫苏、杏仁、薄荷。盖小柴胡能通水津，散郁火，升清降浊，左宜右有，加减合法，则曲尽其妙。"

本段论述基于"虚劳失血之咳嗽"，着眼于通水津、散郁火、升清降浊，可谓深识小柴胡汤者。

那么，由水津不布、夹有郁火所致之咳嗽，就可以考虑用小柴胡汤加减治疗。倘若没有明显正虚，小柴胡汤中温补之品可少用或不用。

清代医家陈修园在《医学实在易》中指出："余临症以来，每见咳嗽百药不效者，摒去杂书之条诸纷繁，而觅出一条生路，止于《伤寒论》得之治法。《伤寒论》云'上焦得通，津液得下，胃气因和'三句，是金针之度……《伤寒论》小柴胡汤谓：'咳者去人参、生姜，加干姜、五味子。'此为伤寒言，而不尽为伤寒言也。余取'上焦得通'三句，借治劳伤咳嗽，往往获效。"

宋代医家许叔微本诸事实，"漫集已试之方及所得新意，录以传远"，著成《普济本事方》。书中载"贝母汤"一方，以"治诸嗽久不瘥"。阅其方药组成，正是小柴胡汤去人参加干姜、五味子再加他药而成，录之可供临证处方参考：

"贝母一两（去心，姜制半日，焙），黄芩（生，去皮）、干姜（生）各一两，陈皮（去白）、五味子各一两（拣），桑白皮（洗净，蜜炙黄）、半夏（汤浸七次）、柴胡（去苗，洗净）、桂心（不见火）各半两，木香一分，甘草一分（炙）。上为粗末，每服五钱，水一盏半，杏仁七个，去皮尖碎之，生姜七片，同煎至七分，去滓热服。"方后谓："黄师文云：戊申冬有姓蒋者，其妻积年嗽，制此方授之，一服瘥。以此治诸嗽，悉皆愈。"

（十六）小柴胡汤治疗饮证

小柴胡汤具有调整气机升降出入之效，后世医家常用小柴胡汤加减治疗气郁证。小柴胡汤可以治疗"热入血室"，后世医家常用小柴胡汤加减治疗月经病。由此可见，小柴胡汤在临床上常用于治气、治血，而其治水之功常被忽略。

《伤寒论》第96条，小柴胡汤方后有加减法："若胸中烦而不呕者，去半夏、人参，加栝楼实一枚；若渴，去半夏，加人参合前成四两半、栝楼根四两；若腹中痛者，去黄芩，加芍药三两；若胁下痞硬，去大枣，加牡蛎四两；若心下悸、小便不利者，去黄芩，加茯苓四两；若不渴、外有微热者，去人参，加桂枝三两，温覆微汗愈；若咳者，去人参、大枣、生姜，加五味子半升、干姜二两。"

笔者读这段文字时，反复在思考：小柴胡汤证为什么会有这么多或然症？难道仅仅因为小柴胡汤证是半表半里证或表里不和证？单用少阳郁热或在正虚基础上的郁热是无法解释如此多的或然症的。

有一点可以明确，这些或然症的出现是由于外感而非内伤，由于邪阻而非正虚。如从气血津液辨证的角度去考虑，那么邪阻在何处？在气？在血？在津液？

心下悸、小便不利，加茯苓，显然为饮证。咳加干姜、五味子，也为饮证。那么，其他或然症呢？是不是都可以用饮郁内停来解释？

饮停胸中可致胸中烦，饮停腹中可致腹中痛，饮停胁下可致胁下痞硬，饮停心下可致心下悸，饮停于下焦可致小便不利，饮郁阳气可致身有微热……如此解释，于理可通，尽管所加药物并非完全治饮。

这样分析下来，联想到"上焦得通，津液得下，胃气因和"一语，小柴胡汤可谓治饮之专剂。

如用脏腑经络学说解读六经，少阳经包括手少阳三焦经和足少阳胆经，小柴胡汤可以治疗三焦病变。而三焦是水液运行之通道，三焦病变，最多见的应该是水液运行不畅而成痰、成饮。尽管小柴胡汤并不直接治痰、治饮，但临床上我们在治痰、治饮时，应该想到小柴胡汤可以畅通水液运行之通道，使痰饮无由而成、无由而聚。

临床上，小柴胡汤合五苓散治饮、小柴胡汤合温胆汤治痰为常用合方，其理可由此悟得。

治疗田某，女，75岁，2012年5月2日初诊。

患者既往高血压病病史30余年，长期服用降压药治疗。近1个月来血压不稳，头昏时轻时重，少气乏力，西医治疗效不显。诊见：头昏，走路需人搀扶；乏力，周身困乏，少动。伴见背冷、腹热、下肢热、双足冷，不耐冷热，心烦，睡眠欠佳，双下肢浮肿，白天小便短少，晚上夜尿频多。纳食偏少，大便尚调，不喜饮水。舌质淡暗，舌苔白润，脉弦大。诸症杂乱，虚实并见，寒热共存，先予调畅三焦为治。

处方：柴胡9g，黄芩12g，猪苓15g，茯苓15g，泽泻15g，生白术15g，桂枝6g，赤芍12g，桃仁12g，牡丹皮15g，生龙骨30g，生牡蛎30g，鸡内金15g，炙甘草3g。7剂，水煎服。

2012年5月9日二诊：周身舒适许多，精神好转，头昏减轻，下肢肿不明显，睡眠好转，夜尿减少，白天小便增多，后半夜下肢发热明显。舌苔白润，脉大有减。上方泽泻改为18g，加知母12g。7剂，水煎服。

2012年5月16日三诊：尚有少许头昏、目涩、背冷，醒后口干明显，其余诸症基本缓解。上方柴胡改为6g，泽泻改为24g，加党参9g。7剂，水煎服。

2012年5月23日四诊：血压平稳，已无头昏，精神较好，可以去公园锻炼。仍有背冷、足冷，晚上醒来口干明显。转以四逆汤加减调治而愈。

按：本案似乎并非小柴胡汤案例，但笔者首诊时针对头昏、小便异常、下肢浮肿及周身不适，立足于治饮、治三焦，首先想到的方剂便是小柴胡汤合五苓散。

（十七）小柴胡汤加减治疗淋证

读《张子琳医疗经验选辑》，见张老治疗淋证善用五淋散。

五淋散出自《太平惠民和剂局方》，治疗"肾气不足，膀胱有热，水道不通，淋沥不宣，出少起多，脐腹急痛，蓄作有时，劳倦即发，或尿如豆汁，或如砂石，或冷淋如膏，或热淋便血，并皆治之"。原方组成："赤茯苓六两，当归（去芦）、甘草（生用）各五两，赤芍药（去芦，剉）、山栀子仁各二十两。上为细末。每服二钱，水一盏，煎至八分，空心，食前服。"

尽管陈修园说："（淋病）而治者却不重在膀胱，而重在三焦……治三焦与膀胱之正法，则用五淋散。"（见《时方妙用》）《时方歌括》中引用柯韵伯之语："……栀、苓治心肺，以通上焦之气，而五志火清；归、芍滋肝肾，以安下焦之气，而五脏阴复；甘草调中焦之气，而阴阳厘清。则太阳之气自化，而膀胱之水洁矣。此治本之计，法之尽善者也。"说理可谓明白，但反复品读，终也不能彻悟。

没有学会使用五淋散治淋，但"从三焦论治淋证"一法对笔者倒有所启发。陈修园在《时方妙用》中进一步指出："三焦包罗脏腑，主气而即主水，故曰'决渎之官，水道出焉'。'上焦如雾'，气中有水也；'下焦如渎'，水中有气也；'中焦如沤'，气水相函于其中也。凡水道不通，溢于外而为肿，积于中而为胀，凌于肺为咳呕，流于肠为泄泻，宜专责之三焦，与他脏无涉。"读及此段，笔者想到了小柴胡汤，想到了小柴胡汤治疗三焦之气，治疗三焦之水。

在此后的临证中，笔者每用小柴胡汤加减，从三焦入手治疗淋证，取效颇捷。

如治疗邓某，女，31岁，2012年2月3日初诊。

尿频、尿急、尿痛2周，口服抗生素及静脉滴注抗生素症状有所减轻，但不能痊愈。伴见口干喜饮，周身不适，乏力，烦躁。舌质红，舌苔黄白，脉细弦。

证属湿热内蕴，三焦不畅。治以和畅三焦、清热利湿为法，方用小柴胡汤加减。

处方：柴胡12g，黄芩12g，姜半夏9g，栀子12g，车前子（包煎）15g，生甘草3g。4剂，水煎服。

2012年2月7日二诊：诸症明显缓解，周身舒适许多。上方继服4剂而愈。

本案治用八正散类方加减也可痊愈，但取效不及小柴胡汤加减快捷。

基于治疗淋证与治疗三焦的经验，笔者反复思考五淋散与小柴胡汤的区别：五淋散用栀子、芍药清上安下，小柴胡汤用柴胡、黄芩出表清里；五淋散用当归、茯苓行血利水，小柴胡汤用半夏、生姜通阳化饮。似乎五淋散更宜于内伤之淋证，小柴胡汤更宜于外感之淋证。

（十八）小柴胡汤治疗三焦郁热

温胆汤为笔者临证常用方。早期对温胆汤的认识，拘于治胆、治心、治胃。运用日久，体会到温胆汤的使用范围应该超越上述认识，但一时未能找到相应的理论阐释。

读《温热论》，叶天士指出："再论气病。有不传血分，而邪留三焦，犹之伤寒中少阳病也。彼则和解表里之半，此则分消上下之势，随症变法，如近时杏、朴、苓等类，或如温胆汤之走泄。"

反复品读这段文字，如把小柴胡汤作为"和解表里之半"的代表方，则叶天士把小柴胡汤与温胆汤做类比，小柴胡汤治疗伤寒邪入少阳，温胆汤治疗温病邪留三焦。进一步思考，如把三仁汤作为"杏、朴、苓等类"的代表方，那么，小柴胡汤、三仁汤、温胆汤可以做类比。

三方的类同点何在？

三方同治三焦，三方同治气。小柴胡汤治疗气滞兼热（可有兼虚），三仁汤治疗气滞兼湿，温胆汤治疗气滞兼痰。

同为调畅三焦气机之方，只是有治热、治湿、治痰的不同。

如此认识，温胆汤可作为治疗三焦之方。小柴胡汤也可作为治疗三焦郁热之方。

而临证时，气滞、湿郁、痰阻极易化热，故笔者常用小柴胡汤与三仁汤合方，或小柴胡汤与温胆汤合方。

治疗鲁某，男，42岁，2011年8月16日初诊。

右耳耳鸣1月余，呈持续性，声如蝉鸣，影响睡眠。伴见周身困乏不畅，余无明显不适。体壮，纳好。舌质暗红，舌苔白，脉弦滑。证属痰气内郁，三焦失和。治以化痰解郁、和畅三焦为法，方用小柴胡汤合温胆汤加减。

处方：柴胡9g，黄芩12g，姜半夏9g，陈皮12g，茯苓15g，枳实9g，竹茹9g，蔓荆子9g，炒莱菔子12g，全瓜蒌15g，生甘草3g。7剂，水煎服。

上方服后耳鸣即止，周身舒畅，患者自行停药。之后，耳鸣又反复出现，患者自行配服上方，每次皆效。

本案辨证，四诊所得资料有限，似不足以辨出小柴胡汤证和温胆汤证。笔者辨证时，着眼于体壮、纳好，考虑实证；周身困乏不畅，考虑三焦郁滞；体壮，舌暗红，脉弦，考虑郁热；脉滑、苔白，考虑痰郁。综合分析，证属三焦痰气郁热。治疗取小柴胡汤合温胆汤加减治痰、治气、治热、治三焦。药后邪散郁解，三焦和畅，诸症自解。

（十九）小柴胡汤治疗肝胆经病

方证是客观存在的，脏腑经络也是客观存在的。张仲景在著《伤寒杂病论》时，用什么理论构建经方医学，这属于学术研究范畴。对于临床者而言，如何使用经方治疗脏腑病、治疗经络病，是其关注的重点之一。

如用脏腑经络学说解读六经，少阳属足少阳胆经与手少阳三焦经，肝与胆相表里，故后世医家常以小柴胡汤（加减）治疗肝胆经病变。

从胆经、三焦经、肝经的走行分布来看，这三条经脉多走行分布于身体之两侧，目锐眦、耳前后、面颊、肩、胁、少腹、四肢外侧等，以及胸、膈、阴器等处。因此，小柴胡汤（或其类方）所治经络病证也以这些部位病变为主。

《灵枢·经脉》篇记录了十二经脉之病症，其中对胆经、三焦经、肝经病症的描述可供临证使用小柴胡汤（或其类方）时参考：

"足少阳之脉……是动则病口苦，善太息，心胁痛不能转侧，甚则面微有尘，体无膏泽，足外反热，是为阳厥。是主骨所生病者，头痛颔痛，目锐眦痛，缺盆中肿痛，腋下肿，马刀侠瘿，汗出振寒，疟，胸、胁、髀、膝外至胫、绝骨、外踝前及诸节皆痛，小指、次指不用。"

"三焦手少阳之脉……是动则病耳聋浑浑焞焞，嗌肿喉痹。是主气所生病者，汗出，目锐眦痛，颊肿，耳前、肩、臑、肘、臂外皆痛，小指、次指不用。"

"肝足厥阴之脉……是动则病腰痛不可以俯仰，丈夫㿉疝，妇人少腹肿，

高建忠　读方与用方

甚则嗌干，面尘脱色。是主肝所生病者，胸满，呕逆，飧泄，狐疝，遗溺，闭癃。"

明代医家薛立斋在《外科发挥》中指出小柴胡汤主治"治瘰乳痈，便毒下疳，及肝胆经分，一切疮疡，发热潮热，或饮食少思"。

治疗高某，男，18岁，2016年3月17日初诊。

近半个月来身热、盗汗、颈侧散发淋巴结肿大。伴见纳差、体瘦，精神尚可，大便3～4日一行。查血常规提示白细胞2.39×10^9/L，淋巴细胞比率46.9%，单核细胞比率13.4%，结核菌素试验（PPD）阴性，查B超提示甲状腺未见异常，颈淋巴结肿大。近半年因湿疹间断服用西药治疗。舌质淡暗，舌苔白，脉细缓。证属脾虚胃弱，肝经郁热。治以健脾开胃、清解肝经郁热为法，方用小柴胡汤合枳术丸加减。

处方：柴胡9g，黄芩12g，姜半夏9g，全瓜蒌15g，连翘15g，生白术15g，炒鸡内金15g，焦山楂15g，忍冬藤15g，生甘草3g。14剂，水冲服。

2016年3月31日二诊：颈淋巴结肿大有好转，热退、汗止，纳差，大便3～4日一行，饥饿时易反胃，有夜盲。舌质淡暗，舌苔白，脉细缓。肝经郁热减轻，治疗侧重于健运脾胃。

处方1：上方加茯苓15g，7剂，水冲服。

处方2：生白术15g，炒鸡内金15g，枳实9g，全瓜蒌15g，陈皮12g，水红花子15g，香附9g，姜半夏9g，干姜9g，黄芩12g，黄连3g，炙甘草3g。7剂，水冲服。

上两方交替服用，每日1剂。

2016年4月14日三诊：诸症缓解，无明显不适。舌质淡暗，舌苔白，脉细缓。肝经郁热已解，健运脾胃善后。

处方：党参9g，生白术15g，茯苓9g，姜半夏9g，陈皮9g，炒鸡内金15g，焦山楂15g，生牡蛎30g，炙甘草3g。14剂，水冲服。

本案辨为肝经郁热证，乃根据颈部散发淋巴结肿大（瘰疬）伴身热、盗汗等症状，取用小柴胡汤加减清解郁热。患者脾虚胃弱明显，先后所用枳术丸

（法）、半夏泻心汤、六君子汤加减，也为健运脾胃常法。

（二十）小柴胡汤治疗小儿病

宋人王硕所撰《易简方》，在柴胡汤（即小柴胡汤）的一大段主治中有一句："小儿温热，悉能治疗。"如此不起眼的一句话，被日人汤本求真在编著《皇汉医学》时所引用，并加一按语："小儿诸病，多以小柴胡汤为主治，宜注意之。"

细思，小儿脏腑娇嫩、形气未充，患病后易虚易实、易寒易热。治疗外感病之单纯汗、下，治疗内伤病之单纯补、泻，皆易引起病证向相反的方向变化。如在和解中汗、下，或在和解中补、泻，似更符合小儿生理、病理特点。尤其在小儿病证并非是单纯的表证、里证或单纯的实证、虚证的情况下，或者在不易辨清方证的情况下，此治法更显重要。

"小儿诸病，多以小柴胡汤为主治"，这句话确从临床中得来！

推而广之，虚人外感、虚人诸病，老人外感、老人诸病，理同小儿。虽然和解一法，并非适于诸病，小柴胡汤一方，也并非包治诸病之方。但对于老人、小儿病证，在选用治法、方药时，不应该忽略和解一法和小柴胡汤一方。

刘完素在《素问病机气宜保命集》中指出："治胎产之病，从厥阴经者，是祖生化之源也。厥阴与少阳相为表里，故治法无犯胃气及上二焦。为三禁：不可汗，不可下，不可利小便。发汗者，同伤寒下早之证；利大便，则脉数而已动于脾；利小便，则内亡津液，胃中枯燥。制药之法，能不犯三禁，则荣卫自和，荣卫和而寒热止矣。外则和于荣卫，内则调于清便，先将此法为之初治，次后详而论之。"

此论胎产之病，可与上论合参。

笔者治疗小儿发热，有一常用方，组成为：柴胡、黄芩、姜半夏、僵蚕、蝉蜕、炒莱菔子、全瓜蒌、生甘草。自名为"升降出入汤"，实为小柴胡汤合升降散加减而成。在本方基础上可加解表之麻黄、桂枝或荆芥、防风，可加清泻之石膏、知母或芒硝、大黄，临证应用较为应手。

治疗患儿刘某，男，7岁，2010年5月4日初诊。

患儿昨晚开始发热，今日上午来诊，问诊别无所苦。咽不痛，不咳嗽，腹无不适，不恶寒。舌质偏红，舌苔白，脉细缓。处以升降出入汤：柴胡9g，黄芩6g，姜半夏6g，僵蚕6g，蝉蜕6g，炒莱菔子9g，全瓜蒌9g，生甘草2g。水煎服。

当日分4次服用2剂，至夜热退而愈。

（二十一）小柴胡汤治疗热入血室

《伤寒论》中提到"热入血室"这一特定概念，故后世医家把小柴胡汤作为治疗热入血室的专用方。

《伤寒论》第144条："妇人中风，七八日续得寒热，发作有时，经水适断者，此为热入血室，其血必结，故使如疟状，发作有时，小柴胡汤主之。"

提到热入血室的还有第143条："妇人中风，发热恶寒，经水适来，得之七八日，热除而脉迟身凉。胸胁下满，如结胸状，谵语者，此为热入血室也，当刺期门，随其实而取之。"第145条："妇人伤寒，发热，经水适来，昼日明了，暮则谵语，如见鬼状者，此为热入血室。无犯胃气，及上二焦，必自愈。"

所谓"热入血室"，是指妇女经期外感，表现为寒热往来，甚则神志变化等一系列症状的一种特定病证。后世医家多用小柴胡汤加减方治疗，通常加用活血调经之品。

许叔微在《普济本事方》中治疗热入血室用小柴胡加地黄汤。附案如："辛亥间寓居毗陵，学官王仲礼其妹病伤寒，发寒热，遇夜则如有鬼物所凭，六七日，忽昏塞，涎响如引锯，牙关紧急，瞑目不知人，疾势极危，召予视之。予曰：得病之初，曾值月经来否？其家云：月经方来，病作而经遂止。得一二日，即发寒热，昼虽静，夜则有鬼祟。从昨日来涎生不省人事。予曰：此热入血室之症也……医者不晓，以刚剂与之，遂致胸膈不利，涎潮上脘，喘急息高，昏冒不知人。当先化其涎，后除其热。予急以一呷散投之。两时顷，涎下得睡，即省人事。次以小柴胡加地黄汤，三服而热除，不汗而自解矣。"

王好古在《汤液本草》中指出："妇人经水适来适断，伤寒杂病，易老俱用小柴胡汤主之，加以四物之类，并秦艽、牡丹皮辈，同为调经之剂。"

当然，病证表现为寒热往来，治疗也应以小柴胡汤为主，所加活血调经药仅为佐使之品，而处方绝不可以血药为主。

刘完素在《素问病机气宜保命集》中从另一角度强调："如经水适来适断，往来寒热者，先服小柴胡，以去其寒热，后以四物汤调治之。如寒热不退，勿服四物……"瘀血所致寒热往来、神志异常不在此例。

治疗赵某，女，43岁，2008年4月12日初诊。

昨日午后出现发热，自服"康泰克"等药物，晚上高热，服两次退热药，今日晨起出现神志异常，一会儿神清语利，一会儿喃喃乱语，下午诸症加重，家属疑为鬼神附体。晚上邀笔者至家中诊治。诊见急性病容，目光呆滞。问其身上冷吗？答："冷。"身上热吗？答："热。"胸脯憋吗？答："憋。"肚子难受吗？答："难受。"问诊不完全配合。问及月经，其女儿推测，这几天应该是经期。舌质红，舌苔白，脉细弦数。辨证考虑热入血室，治以小柴胡汤加减。

处方：柴胡12g，黄芩12g，姜半夏9g，党参6g，益母草15g，生甘草3g。3剂，水煎服。

当晚间隔3小时分2次服完1剂，发热较轻，患者安睡。次日上午分2次服完第2剂，下午经至，诸症悉解。

患者补诉，病发前月经已行1天，病发月后经即止。

女子经期外感，即使不表现为典型的"热入血室"，不表现为典型的小柴胡汤证，即使并没有影响到月经，在选方用药时，也应该注意到这一特殊生理期与平时有别。唐容川在《血证论》中有一段论述可供我们参考："发热恶寒，多是外感伤其荣卫，伤荣则寒，伤卫则热，平人治法，须用麻桂发散。失血皆阴血大亏，不可再汗，以耗其气分之水液，只可用小柴胡汤加荆芥、防风、紫苏、杏仁、薄荷、前胡、葛根等，以和散之，免犯仲景血家忌汗之戒也。"所论并非经期外感，但有助于我们对经期外感的认识和治疗。

清代医家钱潢在《伤寒溯源集》中论及《伤寒论》第143条、第144条时指出："前后妇人中风两条，仲景虽分言之，以互相发明其义，而学人当合论之以悉其旨可也。但前以七八日而脉迟身凉，此以七八日而续得寒热，皆热邪已入之变症，又示人以热入血室之见症，颇有不同，无一定之式，未可执泥以生疑二也。但不揣愚昧，意谓仲景氏虽但曰小柴胡汤主之，而汤中应量加血药，如牛膝、桃仁、丹皮之类。其脉迟身凉者，或少加姜、桂，及酒制大黄少许，取效尤速，所谓随其实而泻之也。若不应用补者，人参亦当去取，尤未可执方以为治也。"此论对后世医家影响较大，临证可从。

日人汤本求真在《皇汉医学》中加按语谓："小柴胡汤加牛膝、桃仁、牡丹皮之类，不如小柴胡汤合用桂枝茯苓丸之正当。"

实际上，"小柴胡汤加牛膝、桃仁、牡丹皮之类"与"小柴胡汤合用桂枝茯苓丸"二者之间是有区别的，主要区别在于是否加用桂枝，汤本氏之说明显不及钱氏之论。

（二十二）小柴胡汤治疗月经病

医者熟知逍遥散、四物汤为调经要方，故小柴胡汤治疗月经病有必要特意拈出。

王好古在《医垒元戎》中指出："易老云：仲景治妇人经不调，尽在小柴胡调治条下，以此推之""小柴胡汤与四物汤各半一名调经汤。"

同时，王好古又在《此事难知》中指出："大凡治杂病，先调其气，次疗诸疾，无损胃气，是其要也。若血受病，亦先调气，谓气不调则血不行。又气为之纲，夫也，夫不唱，妇不随也。如妇人病经，先柴胡以行经之表，次四物以行经之里，亦先气而后血也。"

不知从何时起，部分医者治疗月经病总以治血为主，总不舍得不用血药，其理由是"女子以血为本"，月经病是"经血病"。即使治气，也多用逍遥散或丹栀逍遥散套方，一半血药，一半气药，用药总失灵动。品读王好古所论，把小柴胡汤列为调经要方之一，治气、治血，或次第而治，或合方而治，似较气血不分、套用专方加减而治者为优。

治疗肝郁血热之月经病及经前期综合征，笔者常用丹栀逍遥散加减，疗效较好。对于部分疗效欠佳的患者，改用宣郁通经汤，疗效较好。

宣郁通经汤出自《傅青主女科》，治疗"经水未来腹先疼"，组成为："白芍（五钱，酒炒），当归（五钱，酒洗），丹皮（五钱），山栀子（三钱，炒），白芥子（二钱，炒，研），柴胡（一钱），香附（一钱，酒炒），川郁金（一钱，醋炒），黄芩（一钱，酒炒），生甘草（一钱）。"书中指出："此方补肝之血而解肝之郁，利肝之气而降肝之火。"

宣郁通经汤可以看作是丹栀逍遥散的加减方。使用日久，笔者将其作为小柴胡汤的加减方应用，似觉更为应手。逐渐地，笔者治疗肝郁血热之月经病及经前期综合征，每用小柴胡汤加减治疗，多去温补之品，加用活血调经疏肝之品，方药灵动，取效颇捷。

（二十三）小柴胡汤加减治疗神志病

《伤寒论》第107条："伤寒八九日，下之，胸满烦惊，小便不利，谵语，一身尽重，不可转侧者，柴胡加龙骨牡蛎汤主之。"

柴胡加龙骨牡蛎汤："柴胡四两，龙骨、黄芩、生姜（切）、铅丹、人参、桂枝（去皮）、茯苓各一两半，半夏二合半（洗），大黄二两，牡蛎一两半（熬），大枣六枚（擘）。上十二味，以水八升，煮取四升，内大黄，切如棋子，更煮一两沸，去滓，温服一升。本云柴胡汤，今加龙骨等。"

本证当以烦惊、谵语为特征性症状。同时，上有胸满，下有小便不利，外有一身尽重，显然一身气机之升降出入障碍。治疗以小柴胡汤为基础方（去甘草）和解表里，通达上下，加龙骨、牡蛎、铅丹镇静安神，加桂枝、茯苓、大黄通阳降气利饮。

当代医家冉雪峰在《冉注伤寒论》中指出："各注均释此条很重，其实只是很杂。观方药甚轻，只用柴胡之半，又煮四升，只服一升，未言再服、日几服，可以深领其旨趣。证象上下内外一身无所不到，散无纪极。少阳生理如是，少阳病变亦如是，虽杂何怪……方名标出柴胡，加味标出龙骨、牡蛎，煞是大眼目，不啻将病理疗法自行注出。龙牡而外，再加铅丹，镇降之力更大，已开后人用金石鳞介潜阳镇逆、熄风宁脑的先导，汉以前医学深厚耐读如此。"

对本方证的解读，历代医家多有歧义，但本方在临床上的疗效之高，亦为历代医家所共识。近代医家陆渊雷在《伤寒论今释》中指出："方虽杂糅，颇有疑其不可用者，然按证施治，得效者多。经方配合之妙，诚非今日之知识所能尽晓也。"

笔者每以柴胡加龙骨牡蛎汤加减治疗失眠、心烦、心悸伴见烘热汗出之患者，往往应手而效。使用日久，发现当此类患者舌苔偏腻时，柴胡加龙骨牡蛎汤方则有失灵动，进而改用小柴胡汤合温胆汤加龙骨、牡蛎，或柴胡桂枝汤合温胆汤加龙骨、牡蛎，取效颇捷。

治疗曹某，女，45岁，2011年12月16日初诊。

近1个月来失眠，伴见心烦，心悸，右耳耳鸣，周身不适，时有烘热汗出，纳食欠佳。舌质暗红，舌苔薄白腻，脉细弦。证属气机不和，心神失安。治以柴胡桂枝汤合温胆汤加减调畅气机、宁心安神。

处方：柴胡9g，桂枝9g，黄芩12g，生白芍12g，姜半夏9g，陈皮12g，茯苓15g，枳实9g，竹茹9g，生龙骨30g，生牡蛎30g，鸡内金15g，炙甘草3g。7剂，水煎服。

服上方7剂诸症减轻，又继服14剂，诸症俱消。

又治刘某，女，57岁，2012年5月2日初诊。

阵发性心烦、烘热汗出近1年。纳可，便调，睡眠尚可。舌质暗红，舌苔薄白腻，脉细弦缓。去年秋季停经。治以柴胡桂枝汤合温胆汤加减。

处方：柴胡9g，桂枝6g，生白芍15g，黄芩12g，姜半夏9g，陈皮12g，茯苓15g，枳实9g，竹茹9g，生龙骨30g，生牡蛎30g，鸡内金12g，炙甘草3g。7剂，水煎服。

2012年5月9日二诊：服上方后症状稍减，仍有烦热。上方加牡丹皮15g，继服7剂。

2012年5月16日三诊：近3天心烦、烘热汗出未发，余无明显不适。舌质暗红，舌苔薄白，脉细弦缓。首方加党参9g，继服7剂。

2012年11月28日以咳嗽就诊，诉上次服药后痊愈。

基于内伤病的角度考虑，笔者在此处所用的柴胡桂枝汤，柴胡、桂枝的用量通常小于黄芩、芍药的用量。

（二十四）柴胡加龙骨牡蛎汤治疗脑病

徐灵胎在《伤寒类方》"柴胡加龙骨牡蛎汤"方下指出："此方能下肝胆之惊痰，以之治癫痫必效。"日本汉方医家书籍中也多有记载柴胡加龙骨牡蛎汤治疗癫痫类脑病者。如汤本求真在《皇汉医学》中引用《餐英馆治疗杂话》谓"此方用于痫证及癫狂屡得效"；引用《类聚方广义》谓"治狂证……治痫证……"；引用《勿误药室方函口诀》谓"此方为镇坠肝胆郁热之主药，故不仅伤寒之胸满烦惊已也。凡小儿惊痫、大人癫痫，均宜用之。又有一种中风，称热瘫者，应用此方佳。（中略）又加铁砂，以治妇人发狂"。

笔者于2012年6月20日接诊一闫姓患儿，男，3岁。近半个月患儿频发一过性失神、吊睛、抽搐，发作频次呈渐进性加重。近几日因时时发作（约数分钟发作1次，可持续不足1分钟），患儿必须在大人怀抱中，下地则摔倒。患儿为足月顺产，爬、坐均较同龄儿晚。因反复咳嗽、发热，曾在儿童医院住院治疗4次。患儿于就诊前1天下午开始发热，服用"瑞芝清"退热2次。纳食尚可，食后易大便，反应较迟钝。儿童医院查脑电图提示异常幼儿脑电图。舌苔薄白，脉细缓。患儿舌象、脉象未见明显异常，辨证较难。思及患儿频发失神、吊睛、抽搐，当属风痰为患，结合小儿"脾常不足，肝常有余"之生理，拟从肝、脾、风痰论治，故用柴胡加龙骨牡蛎汤加减。

处方：柴胡6g，桂枝2g，黄芩4g，赤芍4g，姜半夏4g，茯苓4g，党参4g，生龙骨12g，生牡蛎12g，鸡内金6g，全蝎2g，蜈蚣1条，炙甘草1g。7剂，水煎服。

2012年6月27日二诊：药后病情发作明显减少、减轻，可一个人下地玩耍，不需大人整日怀抱，但仍有间歇性发热。上方加僵蚕4g，继服7剂。

2012年7月4日三诊：每日病情偶发1～2次，已不发热，精神明显好转，喉中有痰。上方柴胡减为4g，加桔梗2g，陈皮4g。7剂，水煎服。

2012年7月11日四诊：精神欠佳，下午易发作。纳食可，大便日1次。舌苔薄白，脉细缓。由治肝为主转为治脾为主，方用六君子汤加减。

处方：党参6g，生白术6g，茯苓6g，姜半夏4g，陈皮4g，生山楂6g，鸡内金6g，生龙骨12g，生牡蛎12g，全蝎2g，蜈蚣1条，炙甘草1g，桔梗4g，蝉蜕4g。7剂，水煎服。

服上方，患儿精神好转，已不发作。复查脑电图提示正常脑电图。以上方稍作加减，继服2周，患儿已无不适。

按：中医临证，有四诊合参、辨证立法处方者，有直接辨方证。本案辨证似乎不属于上述二者，而应当是在推理辨证的基础上又参合了经验用方。

由治肝为主转为治脾为主，当为本案治疗的关键之一，转折点在于患儿精神开始转差。

（二十五）小柴胡汤治疗内伤病

病有感于外者，有因于内者，即有外感和内伤之分。尽管中医对病因认识的主体思维是"审证求因"，尽管临证多有外感合并内伤者，尽管临证多有不易分辨外感与内伤者，但明辨外感与内伤，对临证者而言，仍然是非常重要的，因为这种分辨直接影响到治疗。

对于外感病，医者治疗的着眼点主要在于邪气，给邪以出路，使邪去而正安，这是治疗的终点。基于此，辨证模式多选用带有"层次""通道"等思辨痕迹的辨证方法，如六经辨证、卫气营血辨证、三焦辨证等。

对于内伤病，医者治疗的着眼点主要在于正气，恢复正气的正常循行布化，恢复五脏六腑的有序健运，使正安而邪去，这是治疗的终点。基于此，辨证模式多选用带有"关系""调控"等思辨痕迹的辨证方法，如脏腑辨证、经络辨证、气血津液辨证等。

经方可以治疗外感病，也可以治疗内伤病，这是毋庸置疑的。关键是，同一首经方，在治疗外感病和治疗内伤病时，其用法往往有别，这一点需临证者推敲、体会。

小柴胡汤用于外感病，主要作用在于和解表里，祛邪外出；小柴胡汤用于内伤病，每取用其疏调肝脾、疏解郁热的作用。

明代医家薛立斋在《内科摘要》中载一案："太守朱阳山，因怒腹痛作泻，或两胁作胀，或胸乳作痛，或寒热往来，或小便不利，饮食不入，呕吐痰涎，神思不清，此肝木乘脾土。用小柴胡加山栀、炮姜、茯苓、陈皮、制黄连，一剂而愈。（制黄连，即黄连、吴茱萸等分，用热水拌湿罨二三日，同炒焦取连用，后仿此。）"

分析本案处方，实为小柴胡汤、半夏泻心汤、二陈汤三方合方加减（如果把"制黄连"看作左金丸法，则为四方化裁）。如果从治疗外感病，从六经辨证法用方的角度考虑，则小柴胡汤不该有这种用法。而从治疗内伤病，用脏腑辨证法用方的角度考虑，则本案中小柴胡汤的这种用法似乎非常自然、合理。

《内科摘要》中记录小柴胡汤的主治，侧重于内伤病，可参考："小柴胡汤，治肝胆症，寒热往来，或日晡发热；或湿热身热，默默不欲食；或怒火口苦耳聋，咳嗽发热，胁下作痛，甚者转侧不便，两肋痞满；或泄泻咳嗽；或吐酸食苦水；或因怒而患疟、痢等症。"

（二十六）叶天士用小柴胡法

能成为医家案头必备书的医案类书极少，《临证指南医案》是其中一本。

能做到"常读常新"的医案类书极少，《临证指南医案》是其中一本。

通读《临证指南医案》的医家不多，但反复读过书中部分医案的医家不少。

如果快速读《临证指南医案》，常常会觉得很累；如果在某个闲暇时间细细品读其中一、二案，会觉得很是享受。

我们之所以反复阅读、研究《伤寒论》，是因为我们总也读不透。同样的道理，我们反复阅读、研究《临证指南医案》，也是因为我们总也读不透。而在这"想读透却总也读不透"的过程中，我们在获得，在进步。

《临证指南医案·疟》有一案："翁，脉左弦，暮热早凉，汗解渴饮。治在少阳。青蒿、桑叶、丹皮、花粉、鳖甲、知母。"

如果不知道这是"叶案"，我们绝不会认为这是一则好医案。

即便知道这是"叶案"，乍读之下，也绝看不出此案好在何处。

有人读懂了此案，此人便是后学吴鞠通。

《温病条辨·中焦篇》第八十三条："脉左弦，暮热早凉，汗解渴饮，少阳疟偏于热重者，青蒿鳖甲汤主之""青蒿鳖甲汤方（苦辛咸寒法）：青蒿三钱，知母二钱，桑叶二钱，鳖甲五钱，丹皮二钱，花粉二钱。水五杯，煮取二杯，疟来前，分二次，温服。"

读至此，有人会说，此条是吴鞠通对叶天士医案的原案抄袭。

可贵的是，吴鞠通对此条的注解：

"少阳切近三阴。立法以一面领邪外出，一面防邪内入为要领。小柴胡汤以柴胡领邪，以人参、大枣、甘草护正。以柴胡清表热，以黄芩、甘草苦甘清里热。半夏、生姜两和肝胃，蠲内饮，宣胃阳，降胃阴，疏肝；用生姜、大枣调和营卫，使表者不争，里者内安。清者清，补者补，升者升，降者降，平者平，故曰和也。青蒿鳖甲汤，用小柴胡法而小变之，却不用小柴胡之药者，小柴胡原为伤寒立方，疟缘于暑湿，其受邪之源，本自不同，故必变通其药味。以同在少阳一经，故不能离其法。青蒿鳖甲汤以青蒿领邪，青蒿较柴胡力软，且芳香逐秽开络之功，则较柴胡有独胜。寒邪伤阳，柴胡汤中之人参、甘草、生姜，皆护阳者也。暑热伤阴，故改用鳖甲护阴。鳖甲乃蠕动之物，且能入阴络搜邪。柴胡汤以胁痛、干呕为饮邪所致，故以姜、半通阳降阴而清饮邪；青蒿鳖甲汤以邪热伤阴，则用知母、花粉以清热邪而止渴。丹皮清少阳血分，桑叶清少阳络中气分。宗古法而变古方者，以邪之偏寒偏热不同也。此叶氏之读古书、善用古方，岂他人之死于句下者所可同日语哉！"

吴鞠通在《温病条辨》卷首的"凡例"中明确指出，之所以在条文下自行注解，是"免后人妄注，致失本文奥义"。试想，如果没有自注，后人是很难做出如此精彩的注解的。

参照注解我们可以做如下推演：面对患者，脉症合参，辨为暑湿为疟、少阳病。治疗当"一面领邪外出，一面防邪内入"，选用小柴胡汤法。小柴胡汤为伤寒而设，寒邪易伤阳气、停痰饮；但此为温病，热邪易伤阴津、入阴血。故不用辛燥力大之柴胡（与青蒿相较而言）领邪出表，而改用芳化力软之青蒿；不用甘温之人参、甘草护阳气，改用咸寒之鳖甲护阴血；不用辛燥之半夏、生姜通阳祛痰化饮，改用寒润之知母、花粉清热养阴生津；不用苦燥之黄芩清里热，而改用柔润之丹皮、桑叶清少阳气血之热。

一个医生，在诊疗过程中能做到如此思考、如此变通，并不是一件容易的事，而叶天士做到了。

叶天士告诉他的弟子们："治病当活泼泼地，如盘走珠耳。"是不是指此而言？

（二十七）小柴胡汤与协调疗法

没有用过小柴胡汤的临床医生（中医）应该是不存在的。

善于使用小柴胡汤，善于使用"小柴胡法"，至少可成一方名医。

高建忠 读方与用方

读当代医家赵恩俭所著《伤寒论研究》，在读书笔记中摘录了这么一句话："如果善于用柴胡，善于用小柴胡的理法，在变通当中可得无限'法门'，真是妙难尽述的。"

而当代有一位老先生，在小柴胡汤理法的基础上，独创"协调疗法"，并以此疗法为重要组成部分，创立了"三部六病学说"。这位老先生就是山西籍名医刘绍武。

"三部六病学说"把治疗疾病的方法分为两大类，一类是纠偏疗法，一类是协调疗法：

"针对疾病的发生、发展规律和病证的表现形式，解决疾病的方法无外乎两大疗法。一是凡机体出现对抗性疾病应变态势，表现为大热、大寒、大虚、大实之证时，则采用对抗的办法，寒则热之，热则寒之，虚则补之，实则泻之，这叫作纠偏疗法。一是凡机体出现非对抗性的疾病应变态势，表现为非寒非热非虚非实的阴阳错杂之证时，则采用非对抗的办法，平和阴阳，调畅气血，协调机能，这叫作协调疗法。"

在协调疗法中，小柴胡汤是整体协调的基础方：

"人类整体气血失调普遍存在，并且成为许多疾病的广泛内因……协调疗法模拟饮食物进入人体后的消化、吸收、利用的过程，通过人体自身的自然疗能的恢复，来达到机体内部调控机制发挥作用……寒、热、补、泻、升、降、收、散四个本质八个方面构成了中药的基本属性，通过选择，只有小柴胡汤在配伍上具备了这个条件，在整体上达到了和调五脏，洒陈六腑的功能……通过大量的临床实践体会，小柴胡汤以苏子代半夏，降而下气，利膈宽肠，可除半夏之燥弊。在非呕吐、恶心疾病中，以川椒代生姜，温中散寒，解郁温中，热而不伤津液，并有解痉缓急止痛之功。这样既不失原方剂的组方精神和临床疗效，又使得方剂更加平和，更名为'协调基方'。协调基方：柴胡15g，黄芩15g，党参30g，苏子30g，川椒10g，甘草10g，大枣10枚。"

上述引文均出自马文辉教授主编的《刘绍武三部六病传讲录》一书。

一日，笔者和马文辉教授谈起小柴胡汤，马教授说："小柴胡汤所体现的和法和以小柴胡汤为代表方、基础方的协调疗法并不属于同一层次，后者要高于前者，后者是在前者基础上的发展。"

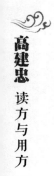

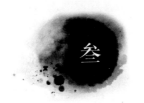

理中者，理中焦

——理中丸漫谈

（一）理中丸是太阴病的主方吗

王好古的《阴证略例》在"韩祗和温中例"下引用一段文字："愚尝校自至和初岁，迄于今三十余年，不以岁之太过不及为则，每至夏至以前，有病伤寒人十中七八，两手脉俱沉细数，多是胸膈满闷，或呕逆，或气塞，或腹鸣，或腹痛，与仲景三阴病说，脉理同而证不同，因兹不敢妄投仲景三阴药。才见脉沉及胸膈满，便投下药下之，往往不救。尝斟酌仲景理中丸与服之，其病势轻者，即胸中便快，其病势重者，半日许满闷依然。或有病人脉沉细迟，投仲景四逆汤温之，多药力太热，后必发烦躁……"

伤寒，脉沉细，胸满、呕逆、腹鸣、腹痛，依六经辨证，病不在三阳而在三阴，三阴当辨为太阴病。既然是太阴病，为什么投理中丸或四逆汤不效？

王好古对此解读为"上此一条，非四逆热而不当也，仲景当汉之末，韩氏当宋之隆，时世异也"。

笔者读及此段，眉批一句：治疗太阴病，当细辨虚、寒、湿。

太阴病如寒湿之邪较甚时，过早补益正虚（如用理中丸），或一味温化寒邪（如用四逆汤），都不是适宜的治法。

言及此，笔者想到一个问题：理中丸是太阴病的主方吗？

（二）理中丸出现于霍乱病篇

理中丸是太阴病的主方，这几乎是历代伤寒学者的共识，是不可能有疑问的。

但，理中丸方出自《伤寒论》中的霍乱病篇，太阴病篇并没有提到理中丸。为什么？

这似乎也不成为问题，《伤寒论》存在条文的错简、脱失，现在的《伤寒论》是经后人整理而成的。

那么，至少理中丸出现于霍乱病篇而不出现于太阴病篇是整理者的意思。

我们之所以能读到《伤寒论》，离不开"先圣"的创作和"后贤"的传承。"先圣"的创作固然伟大，"后贤"的传承也同样充满智慧。

我在想，如果某一位"后贤"有意把理中丸置于霍乱病篇，也就意味着在他的认识中，理中丸不是太阴病的主方。当然，这一认识自有他的理由，而这一理由该是什么呢？

（三）什么是太阴病

什么是太阴病？

《伤寒论》第273条："太阴之为病，腹满而吐，食不下，自利益甚，时腹自痛……"第277条："自利不渴者，属太阴，以其脏有寒故也。当温之，宜服四逆辈。"

从这两个条文中，我们可以读出：太阴病是以腹满、腹泻、腹痛、呕吐、纳差、口不渴等为主症的一类病变，其主要病机为里有寒邪，治疗当用温法，主方可选用"四逆辈"。

以八纲解读六经，太阴病当属病位在里、病性属虚属寒之阴证。

以脏腑经络解读六经，太阴病当属脾虚寒湿证。

高建忠 读方与用方

无论是里虚寒证，还是脾虚寒湿证，似乎都可以选用理中丸作为主方。自然，理中丸也就成为"四逆辈"的主要代表方剂。《医宗金鉴》指出："四逆辈者，指四逆、理中、附子等汤而言也。"《阴证略例》"海藏老人内伤三阴例"中，太阴病的主方是理中丸。

这样解读，似乎顺理成章。何况理中丸治疗腹痛、吐泻类病变也往往收效快捷。理中丸作为太阴病主方当无疑义。

但我们仔细品读《伤寒论》第277条中的"寒"字和"温"字，可能会有另一种认识。

（四）太阴病的病机关键在于寒邪

《伤寒论》第277条中明确指出太阴病的病机关键在于寒邪，治疗当用温法。

也许有学者会认为这里的寒是指虚寒，温是指温补。理中丸正是治疗虚寒证的方子，体现了温补法思想。

仔细思考：第277条中的"寒"，究竟属虚还是属实？

对这一问题的回答，必然是众口一词："太阴虚寒，自然是属虚的。"

通常来说，我们认为寒邪可分为实寒和虚寒。

那么邪有虚、实之分吗？如果确有虚寒之邪，中药中哪一味药物可以治疗虚寒？

"黄帝问曰：何谓虚实？岐伯对曰：邪气盛则实，精气夺则虚。"（见《素问·通评虚实论篇》）这是中医对虚、实的基本认识。邪气和正虚可以同时存在，但邪气本身是属实的。

那么，我们通常所说的虚寒，并不是真有虚寒之邪，而是虚与寒的组合，虚指正气，寒指邪气，此处的寒仍然属实。治疗的时候，正虚当补，寒实当温。正如理中丸方中，人参治虚，干姜治寒，合而为方治疗虚寒。这也能解释：为什么我们可以找到治疗虚寒之方，却找不到治疗虚寒之药。

这样分析下来，太阴病中的"寒"当属邪实，"温"当属祛邪之法。也就是说，认识和治疗太阴病的关键之处在于寒邪和祛寒。

而理中丸所体现的治法为温补，作为太阴病主方是不完全恰当的。

理中丸可以治疗太阴病，这是毫无疑义的。这里只是强调把理中丸作为治疗太阴病的主方是片面的。

如此认识的临床意义在于：我们在治疗太阴病时，应该注意，早用和过用补药都有留邪之弊。

实际上，张仲景在构建六经病证治体系时，始终着眼于邪气，始终以祛邪为治疗着眼点，太阴病也不例外。

《景岳全书》中，张景岳有一篇专论《伤寒无补法辩》。文中写道："按伤寒一证，惟元气虚者为最重，虚而不补，何以挽回？奈何近代医流，咸谓伤寒无补法。此一言者，古无是说，而今之庸辈，动以为言，遂致老幼相传，确然深信，其为害也，不可胜纪。"

景岳纠偏，自有其必要。但"伤寒无补法"一说的提出，自也非空穴来风，也是众多医家基于临床实践而提出，否则不至于"老幼相传，确然深信"。不过伤寒治法确以祛邪为要，留邪为弊。

（五）理中丸功在止吐泻

理中丸出自《伤寒论》第386条。

《伤寒论》第386条和第387条分别为："霍乱，头痛发热，身疼痛，热多欲饮水者，五苓散主之；寒多不用水者，理中丸主之""吐利止，而身痛不休者，当消息和解其外，宜桂枝汤小和之。"

霍乱，即通常所说的突发上吐下泻。《伤寒论》第382条云："呕吐而利，此名霍乱。"突发上吐下泻，总由"清气在阴，浊气在阳……清浊相干……乱于肠胃"（《灵枢·五乱》）。治疗当祛其浊气，浊气去则清气升，吐泻自止。倘若里虚较甚，又当治虚固本为急。第386、387条中上吐下泻而又见头痛、发热、身疼痛，属表里同病。若"热多"，即里虚寒不甚，可表里同治，用五苓散方；若"寒多"，即里虚寒较甚，则宜治里为急，先用理中丸，待吐利止后再用桂枝汤解外。

太阴病也可见呕吐、泄泻，本证为什么不归入太阴病而另立一霍乱病呢？盖古人在临床中观察到，这种突发上吐下泻的病症，病发突然，病势较剧，病程较短。如治疗及时、得当，病愈也速；若治疗失误，预后凶险。同时，本病症并无六经传变，故不能归入六经病中。

许叔微在《伤寒九十论》中载一案："曹生初病伤寒，六七日，腹满而吐，食不下，身温，手足热，自利，腹中痛，呕，恶心。医者谓之阳多，尚疑其手足热，恐热畜于胃中而呕吐，或见吐利而为霍乱，请予诊。其脉细而沉，质之，曰：'太阴证也。''太阴之为病，腹满而吐，食不下，自利益甚，时腹自痛。'予止以理中丸。用仲景云如鸡子黄大，昼夜投五六枚，继以五积散，数日愈。"

本案上吐下泻，但病已六七日，反证吐泻之势较缓（六七日内是否有六经传变不可知），故不辨为霍乱而辨为伤寒太阴证。案中用方值得揣摩：先与理中丸，继以五积散。案中用一"止"字说明理中丸功在止吐泻。吐泻止后，愈病改用五积散。

理中丸与五积散都为治寒之方，临床运用主要区别在于：理中丸治疗虚寒证，五积散治疗实寒证。治疗太阴病，临床上常先用五积散（类方）祛邪，后以理中丸（类方）收功。本案若为虚寒证，断无先用理中丸、后用五积散之理。

我们回头再品味案中"予止以理中丸"之"止"字。应该说，本案主方当为五积散，理中丸仅仅是权宜之用，仅仅取其止吐泻之功。

分析本案，有助于我们理解为何理中丸方出自于《伤寒论》霍乱病篇，而不是太阴病篇。

治疗患者白某，男，90岁，2015年5月4日初诊。

患者于5月2日在家人陪同下去公园游玩，晚上自觉周身不适，不想吃饭，早早休息。昨日晨起开始腹泻，饮水或进食则呕吐。昨日腹泻10余次，今日上午就诊前又腹泻4次，大便稀水样，无脓血便。去年和前年春、夏交替时均发生顽固性腹泻，住院治疗需2周以上腹泻才渐止。问老人刻下症，诉脘腹稍有不适，无明显胀、痛感。恶寒、身痛、乏力感、无发热。舌质暗红，舌苔薄白腻，脉弦大。

高龄老人，吐泻频发而水谷少进，极易脾胃绝而病危。治疗急当理中焦、分清浊，以期吐泻止而水谷进。

处方：党参12g，炒苍术12g，干姜9g，焦神曲15g，紫苏叶9g，滑石18g，炙甘草3g。3剂，水冲服（用中药配方颗粒）。

5月7日二诊：老人自诉当日服完1剂药后吐泻全止，可进饮食，恶寒、身痛也解，现无不适。家人要求再诊一次以善后。舌质暗红，舌苔白，脉弦大。治以理中和胃。

处方：党参12g，炒白术12g，干姜9g，焦神曲12g，焦山楂12g，炙甘草3g。7剂，水冲服。

本病可诊断为什么病？内科之"腹泻"还是伤寒之"太阴病"？

笔者认为，本病诊断为"霍乱"最恰当，治疗当先止吐泻。

（六）理中丸方解

《伤寒论》载理中丸方："人参、干姜、甘草（炙）、白术各三两。上四味，捣筛，蜜和为丸，如鸡子黄许大，以沸汤数合，和一丸，研碎，温服之，日三四，夜二服。腹中未热，益至三四丸，然不及汤。汤法：以四物依两数切，用水八升，煮取三升，去滓，温服一升，日三服……服汤后如食顷，饮热粥一升许，微自温，勿发揭衣被。"

方中四药等量，何药为君？

成无己在《伤寒明理论》中指出："人参味甘温，《内经》曰：脾欲缓，急食甘以缓之。缓中益脾，必以甘为主，是以人参为君。白术味甘温，《内经》曰：脾恶湿，甘胜湿。温中胜湿，必以甘为助，是以白术为臣。甘草味甘平，《内经》曰：五味所入，甘先入脾。脾不足者，以甘补之，补中助脾，必先甘剂，是以甘草为佐。干姜味辛热，喜温而恶寒者胃也，胃寒则中焦不治。《内经》曰：寒淫所胜，平以辛热。散寒温胃，必先辛剂，是以干姜为使。"

人参为君，干姜为使，后世多承袭此论，然也有不同认识者。如李东垣在《内外伤辨惑论》中明确指出："干姜辛热，于土中泻水，以为主也。"《中国医药汇海·方剂部》也认为："方中以干姜为主，为暖胃之要药；佐白术健胃去停饮，人参补中气，甘草以缓急迫。"

理中丸主治中焦虚寒证，人参补虚，干姜治寒，人参为君，或干姜为君，似乎于理都通。考《伤寒论》原文中提到"寒多"，且方后指出见效指征之一是腹中热，当是以温中祛寒的干姜为君。

另外，《伤寒论》第396条言："大病差后，喜唾，久不了了，胸上有寒，当以丸药温之，宜理中丸。"治"寒"用"温"，也宜以干姜为君。

中药是以气味治病的。实际上，干姜以辛热独胜。干姜与等量之人参、白术并用，人参、白术之"甘"是远不敌干姜之"辛"的。理中丸中用等量之甘草，与其说佐人参健脾益气，笔者认为不如说以甘制辛。即使是人参、白术、甘草与干姜等量，三份甘与一份辛，入口仍是辛多甘少。基于这一点，原方中四药等量，已然是干姜为君了。

当然，也有学者认为，理中丸治疗中焦虚寒证，如虚多于寒，以人参为君；寒多于虚，以干姜为君，此说也合临床实际。但在临证使用时，如以干姜为君者，方中干姜用量不一定独大；而以人参为君者，干姜用量一定宜小，至少不可以与人参等量。

笔者临证使用理中丸尚有以白术为君者，看似不合法度，取效倒也满意。

治疗患者李某，男，59岁，2012年3月19日初诊。

胃癌术后42天，纳呆，心下痞满，大便少，面色黄白，消瘦，不喜饮水。舌质淡，舌苔白，脉细缓。证属中虚不运，治以健运脾胃为法。

处方：生白术15g，党参9g，干姜6g，鸡内金15g，炙甘草3g。7剂，水煎服。

上方连服1个月，纳食好转，体重增加。

案中处方用到理中丸方中的四味药，可看作理中丸加减。但严格来说，已非"理中法"，当属于"枳术法"，此法学自于李东垣。

"颇切实用，流传甚广"的《医方集解》认为，理中汤方中人参补气益脾为君，但实际上其组方是白术倍量：白术（东壁土炒）二两，人参、干姜（炮）、甘草（炙）一两，可参考。

（七）理中丸方后注

理中丸与理中汤，一方两用。

张仲景说丸"不及汤"。但治疗霍乱，丸剂有取用方便、宜于救急之特点。

当然，若用于治疗内伤病之久病者，则汤剂又不及丸剂。

王好古在《阴证略例》中指出："大便结者宜丸，大便软者宜汤。"可供用方参考，但并不完全符合临证。

理中丸方后明言，须服至"腹中热"。证之临床，如用于急症、外感病，须在一定时间内频服、多服直至腹中热疗效始显。若用于慢性病、内伤病，则须小剂缓图，不可追求"腹中热"。

理中丸方后服法中有"日三四，夜二服"。王好古在《阴证略例》中指出："日三夜二，读之极无味。然仔细思之，利害非轻""前人治阴证用阳药，续于夜半之后者，所以却类化之阴，而接身与子所生之阳也。"

服药时间，临证当讲究。

（八）人参有不可代者

张某，男，54岁，2010年8月22日初诊。

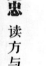

高建忠 读方与用方

间歇性腹泻10年余。每日晨起即便泻，饮食不慎、情绪波动、遇冷受风皆易腹泻，故不能应酬、不敢出差。多方治疗，收效甚微。食欲尚可，不喜饮水，睡眠尚可，无明显四肢逆冷。舌质淡暗，舌苔白，脉虚弦。

证属脾肾虚寒，兼肝脾不和。治以温中祛寒、疏肝和脾为法，方用理中汤合痛泻要方加减。

处方：红参9g，炒苍术12g，干姜9g，炒白芍12g，防风3g，茯苓12g，炙甘草3g。4剂，水煎服。

2010年8月28日二诊：药后大便时腹中已无急迫感，大便由晨起即便泻延后至中午前后方泻。上方干姜改炮姜，加补骨脂9g。7剂，水煎服。

上方稍作加减，间断服用至次年春季，共服中药80余剂，腹中轻快，大便正常，精神、心情明显好转，体重有所增加。出国旅游，竟可食西餐、可吹空调。

按：本案当属常规病例，辨证较易，用方也无难度。但久治不愈，患者在身体、精神上承受着长期的痛苦。

阅前医所处之方，也有用到理中汤者，也有用到痛泻要方、四神丸等方者，但往往方大量大，且杂加他药。一方面大方大剂可加重胃纳脾运之负担，另一方面用药驳杂不纯，药物间往往有掣肘之嫌。

还有重要的一点，前医用理中汤，往往不用人参，而代以党参或太子参。

在临床上，党参代人参，有可代者，有不可代者。党参与人参都能补益肺脾之气，但人参可补元气而党参不能。且从药物刚柔之性来讲，人参刚而党参柔，太子参则更柔。

补力之大小可从用量调配，但药物自身之阴阳、刚柔是无法用剂量来改变的。

本案中，始终取用人参（红参）"补五藏，安精神"（《神农本草经》语）"主治肠胃中冷"（《名医别录》语），当是取效关键之一，是党参、太子参无法代替的。

门诊常见的部分所谓"难治病"，实际上应是初上临床的中医大夫都可以治愈的。之所以久治不愈，部分原因是我们连最常见的方证都没有学会。

（九）理中丸方中的甘草

读《临证指南医案》，见叶天士使用理中丸加减方，每每不用甘草。

《临证指南医案·湿》记载："张（五四），阳伤痿弱，有湿麻痹，痔血。生白术、附子、干姜、茯苓。"

吴鞠通据此案制定出术附姜苓汤。《温病条辨·下焦篇》四十五条："湿久伤阳，痿弱不振，肢体麻痹，痔疮下血，术附姜苓汤主之""术附姜苓汤方（辛温苦淡法）：生白术五钱，附子三钱，干姜三钱，茯苓五钱。水五杯，煮取二杯，日再服。"

理中汤，吴鞠通称之为"甘热微苦法"，《温病条辨·中焦篇》中对其方解："人参、甘草，胃之守药；白术、甘草，脾之守药。干姜能通能守，上下两泄者，故脾胃两守之。且守中有通，通中有守，以守药作通用，以通药作守用。"

术附姜苓汤是在理中汤的基础上，去守药之人参、甘草，加通药之附子、茯苓而成，由温补虚寒变为温化寒湿。

2010年6月笔者在北京参加"全国经方论坛"，郝万山教授在演讲时提到一个问题："大家都知道，大承气汤既泻热又通便，要想提高大承气汤的泻热的效果，是加芒硝的量？加大黄的量？还是在大承气汤里加一味甘草？"当时听到这一问题，笔者觉得新颖，以前从来没想过，一时也想不出答案，但心里明白，这是一个临床上必须面对的问题。郝教授接下来说："当我讲到这儿，肯定很多大夫都明白了，加一味甘草就能提高大承气汤的泻热效果。确实如此！这不是我想的，金元四大家之一的刘完素，有一本书叫《黄帝素问宣明论方》，也叫《宣明论方》，书中有三一承气汤，就是大承气汤加甘草，并以生姜为引，用于泻火解毒。"（见《全国经方论坛现场实录》）

通常认为，甘草"热药用之缓其热，寒药用之缓其寒"。而此处是"泻药用之增其寒"，为什么？王好古在《汤液本草》中指出："或问：附子理中、调胃承气皆用甘草者，如何是调和之意？答曰：附子理中用甘草，恐其僭上也；调胃承气用甘草，恐其速下也，二药用之非和也，皆缓也。"承气方中缓其速下可提高泻热效果，那么理中方中缓其僭上即可提高温补效果。由此推论，理中汤方，当取用其温补之功时，甘草是不可以轻易减去的。

反观叶天士用理中丸加减方多去甘草，是基于治疗寒湿考虑，主要取其温化寒湿之效。术附姜苓汤与理中汤的区别也基于此理。

（十）理中汤与桂枝人参汤

《伤寒论》第163条："太阳病，外证未除，而数下之，遂协热而利。利下不止，心下痞硬，表里不解者，桂枝人参汤主之。"

桂枝人参汤方："桂枝（别切）四两，甘草（炙）四两，白术三两，人参三两，干姜三两。上五味，以水九升，先煮四味，取五升，内桂，更煮取三升，去滓。温服一升，日再夜一服。"

治疗表里同病，《伤寒论》中有先表后里法，有急当救里法，也有表里同治法。本证表证未解，里证又起，外有发热，内有利下，治以桂枝人参汤解外温里，属表里同治法。

从药物组成看，桂枝人参汤即由理中汤加桂枝组成。理中汤治疗太阴虚寒，加桂枝开太阳之表。也就是说，桂枝人参汤治疗太阴、太阳合病。基于这一认识，临床上我们可以把桂枝人参汤看作理中汤合桂枝汤的加减方。

在衣不蔽体、食不果腹、缺少医药的年代里，虚寒之体又感风寒之证应当是较为常见的。理中汤合桂枝汤、理中汤合麻黄汤，或理中汤加紫苏、理中汤加防风等等，这类用方应当是较为常见的。

说到这里，笔者突然想到李东垣用补中益气汤合麻黄汤化裁出治疗体虚外感之名方"麻黄人参芍药汤"。虽然用药截然不同，但组方思路与桂枝人参汤有类同之处。

而在当今暖衣、厚味、进补成风的年代里，桂枝人参汤证较为少见。而与之相对的另外两个经方方证似乎较为多见：一是葛根黄芩黄连汤证，一是厚朴七物汤证。

葛根黄芩黄连汤治疗表里皆热而下利者，桂枝人参汤治疗表里皆寒而下利者，临证可将二方对等看待。

厚朴七物汤治疗里实腹满而发热者，桂枝人参汤治疗里虚腹泻而发热者，临证也可将二方对等看待。

若将桂枝看作温通阳气或温通血脉之用，则应用桂枝人参汤治疗内伤病时，既不需要有在表之太阳证，也不需要有发热之见症。

（十一）理中丸与平胃散

理中丸主治中焦虚寒证。

中焦虚寒证的舌苔当不腻、不燥。

若在中焦虚寒的基础上，舌苔偏腻而夹有湿邪者，可以苍术易方中白术，组方即为人参、干姜、苍术、炙甘草。

如舌苔腻、中焦寒湿较甚而正虚不显者，或治疗当先祛寒湿后治正虚者，则可以在上方的基础上，去甘温补中之人参，加温化畅中之厚朴、陈皮，组方即为：苍术、厚朴、陈皮、干姜、炙甘草。也就是平胃散方加干姜。

明代医家张景岳在平胃散方的基础上，以干姜易苍术，制出一张新方名和胃饮："治寒湿伤脾，霍乱吐泻，及痰饮水气，胃脘不清，呕恶，胀满，腹痛等证。"之所以不用苍术者，因"凡呕吐等证，多有胃气虚者，一闻苍术之气，亦能动呕"（《景岳全书·新方八阵》）。

笔者治疗中焦寒湿证，每用平胃散方加干姜。如中虚而寒湿较甚，也常以平胃散方加干姜为首用方，理中丸方为善后方。

至于呕吐明显，笔者也往往不去苍术，而合用小半夏汤。如考虑到药的味道，笔者也常加焦山楂以作调味之用。

治疗刘某，男，43岁，2012年2月15日初诊。

近2个月来纳差，腹胀，溏泻，精神欠佳。自服"氟哌酸胶囊""黄连素片""藿香正气水"等药有效，但不能痊愈。诊见体瘦，舌质淡暗，舌苔白腻，脉细缓。证属中焦寒湿证，治以温化寒湿为先，方用平胃散加减。

处方： 炒苍术12g，厚朴9g，陈皮9g，干姜9g，焦山楂15g，炙甘草3g。14剂，水煎服。

2012年2月29日二诊：药后纳增，腹胀不显，大便已成形，每日1次。口中和，无四肢逆冷。舌质淡暗，舌苔薄白，脉沉细。证属中焦虚寒，治以温补中焦为法，方用理中汤加减。

处方： 党参12g，干姜9g，炒白术12g，鸡内金12g，炙甘草3g。14剂，水煎服。

药后无不适，停药。

案中首诊方和二诊方有先后之分。

关于理中丸证与平胃散证的脉象，金元医家李东垣在《内外伤辨惑论》中的论述可供参考："……如脉沉细，腹中痛，是水来侮土，以理中汤主之，干姜辛热，于土中泻水，以为主也；如脉缓，体重节痛，腹胀自利，米谷不化，是湿胜，以平胃散主之，苍术苦辛温，泻湿为主也。"

（十二）脾家实，腐秽当去

张某，男，56岁，2012年12月12日初诊。

近1个月来每日晨起大便1次，早餐后又大便1次，大便偏稀，脘腹无明显不适。精神尚可，纳食好。舌质淡暗，边有齿痕，舌苔白润，脉缓，右脉大于左脉。

证属脾肾两虚，湿邪内停。治以温补脾肾、运脾化湿为法，方用理中汤加味。

处方： 红参12g，炒白术12g，干姜9g，盐补骨脂15g，益智仁12g，炒薏苡仁15g，炒白扁豆15g，炒白芍12g，炙甘草3g。7剂，水煎服。

2012年12月19日二诊：服药期间，前4天每日便泻4次，后3天每日便泻2次。便泻较畅，脘腹无明显不适，便泻后精神、纳食不受影响。舌、脉同前。改方理中汤合四神丸加减。

处方：红参12g，炒白术12g，干姜9g，盐补骨脂15g，吴茱萸3g，五味子9g，炒白芍12g，炒鸡内金12g，炙甘草3g。7剂，水煎服。

服上方后，大便每日1次，成形，余无明显不适。

按：本案为临证中常见的虚寒泄泻，治脾常用理中丸，治肾常用四神丸，疗效确切。值得注意的是，本案首诊后服药期间，大便次数不减反增。如患者对医生信任不够，往往会停服药物，或改诊他医。如医生误判为辨证处方有误，往往会改方易法，影响疗效。

《伤寒论》第278条："伤寒脉浮而缓，手足自温者，系在太阴。太阴当发身黄，若小便自利者，不能发黄；至七八日，虽暴烦下利，日十余行，必自止，以脾家实，腐秽当去故也。"

下利日十余行，见症不可谓不重，但不需要用药。因为这种下利是脾气（阳）来复，排泄病体中停积之腐秽的表现，待腐秽排尽，下利自止。

上案中药后便泻增多，虽不至日十余行，也可理解为"脾家实，腐秽当去"现象。事实上，方药未变，继续服至后3天，便泻次数自然减少。

临床上，药后腹泻很常见。如果患者精神不减，纳食不减，甚至腹泻后纳食有增、精神轻爽，往往是"脾家实，腐秽去"的表现，可继续服药。反之，如精神不振，纳食不香，脘腹不适，且腹泻随进药持续加重，则往往是用药有误，须立即停药、更方。

清代医家程应旄在《伤寒论后条辨》的"辨太阴病脉证篇"指出："究其旨要，唯'脾家实腐秽当去'七字，乃一篇之大关键。温之宜四逆辈，意在实脾云耳。脾实则邪自去……"

治疗太阴病贵在"实脾"。证之临床，"实脾"贵在运脾。

高建忠

读方与用方

（十三）理中丸与五君子煎

《伤寒论》理中丸方后加减中有"悸者，加茯苓二两"。

茯苓有定悸之功，也有利水之用。若不悸而有水湿内停，是否可以加用茯苓呢？

张景岳制有"五君子煎"，即理中丸加茯苓。《景岳全书·新方八阵》："五君子煎：治脾胃虚寒，呕吐泄泻而兼湿者。人参二三钱，白术、茯苓各二钱，炙甘草一钱，干姜（炒黄）一二钱。水一盅半，煎服。"

同样是兼湿，在理中丸的基础上，可以用苍术，也可以加茯苓，二者是否一样呢？

如果我们惯用大方、复方，用药不讲究，那么，选用苍术、茯苓似乎可以较为随意，或者两味都用。

但在金元医家李东垣看来，临证对这两味药的选用是一定要严谨的，因为两味药的升降不同。在"药类法象"中，苍术属"湿化成"类，应长夏；茯苓属"燥降收"类，应秋。茯苓淡渗，不利于脾之升清。

"不读人间非圣书"的陈修园在五君子煎方下批两字：纯粹（见《景岳新方砭》）。单从这两字似可看出，在用药严谨上，陈修园是不及李东垣的。

理中丸去干姜，加茯苓，即为治疗脾气虚弱之名方四君子汤（五君子煎实即理中丸与四君子汤之合方）。四君子汤去茯苓，加黄芪、当归、陈皮、升麻、柴胡，即为治疗脾虚气陷之补中益气汤。古人组方用药之讲究，可供后学者细细体会。

（十四）理中丸与附子理中丸

《伤寒论》理中丸方后加减中有"腹满者，去术，加附子一枚"。

腹满者，为何去术？为何加附？

此问看似不易理解，但后世确有理中丸加附子一方，即附子理中丸。

附子理中丸出自《太平惠民和剂局方》："治脾胃冷弱，心腹绞痛，呕吐泄利，霍乱转筋，体冷微汗，手足厥寒，心下逆满，腹中雷鸣，呕哕不止，饮食不进，及一切沉寒痼冷，并皆治之。附子（炮，去皮、脐）、人参（去芦）、干姜（炮）、甘草（炙）、白术各三两。上为细末，用炼蜜和为丸，每两作一十丸。每服一丸，以水一盏化破，煎至七分，稍热服之，空心食前。"

通常认为，理中丸治疗中焦虚寒证，附子理中丸治疗中焦兼下焦虚寒证。如《张氏医通》云："附子理中汤：治下焦虚寒，火不生土，泄泻呕逆。"

从临床辨方证的角度看，论中"手足厥寒"是一个特征性的症状。手足厥寒即《伤寒论》中所说的"四逆"。理中丸证有"手足温"，附子理中丸证有"四逆"。

实际上，附子理中丸可以看作是理中丸与四逆汤的合方。论中所谓治疗"一切沉寒痼冷"，实倚重于四逆汤。

有方书谓寒轻者用理中丸，寒甚者用附子理中丸，此非临床语。无四逆用理中丸，有四逆用附子理中丸，此语切合临床。

曾治一个"白面书生"，体瘦，纳差，腹胀，溏泻，畏寒，四逆。舌质淡，舌苔薄白，脉细弱。夏暑来诊，处以附子理中丸2盒。不料药店药师告其夏天不宜服附子理中丸。复向该患者解释，中医是治证的，有附子理中丸证，夏天服用也无妨。服药后泻止纳增。

（十五）附子理中丸中附子的用量

关于附子理中丸中附子的用量，原方为诸药各等量。若改丸为汤，医生在实际临床应用时，多不用等量。其中附子的用量，有用大量以"两"计者，有用小量以"分"计者。尽管方药的用量总宜因证而施，但临床指导理念不同，用量自也有别。

若在附子理中汤中，使用附子的着眼点在于邪气，用其温散阴寒，自当使用大剂；如使用附子的着眼点在于正气，即用其温振阳气，便需使用小剂。

张璐在《张氏医通》附子理中汤方下有一段按语："方中用参三钱，仅可用附一钱；若峻用温补，用参一两，方可加附三钱；如寻常小剂，用参一钱，止可用附三分。设不审此，而附过于参，下咽之后，壮火食气，反招竭泽之殃，制剂不可不讲。"此论中附子用量，是着眼于正气而言。

"制剂不可不讲"，此语对今日中医临床，仍有实际意义。

（十六）附子理中汤挽危救急

中医挽危救急，气脱多用人参，阳亡多用附子，代表方剂分别为独参汤和四逆汤。通常认为救急之方宜药单力纯，配伍过多反有掣肘之嫌，故附子理中汤较少用于阳亡、气脱者。喻嘉言在《寓意草》中载一案，用独参汤与附子理中汤救治虚脱，可供参考：

"袁继明素有房劳内伤，偶因小感，自煎葱姜汤表汗，因而发热三日，变成疟疾。余诊其脉，豁大空虚，且寒不成寒，热不成热，气急神扬，知为元阳衰脱之候。因谓其父曰：令郎光景，窃虑来日疟至，大汗不止，难于救药。倘信吾言，今晚急用人参二两，煎浓汤频服防危。渠父不以为意。次日五鼓时，病者精神便觉恍惚，扣门请救，及觅参至，疟已先发矣！余甚彷徨，恐以人参补住疟邪，虽救急无益也。只得姑俟疟势稍退，方与服之，服时已汗出沾濡，顷之果然大汗不止，昏不知人，口流白沫，灌药难入，直至日暮，白沫转从大孔遗出。余喜曰：沫下行可无恐矣，但内虚肠滑，独参不能胜任。急以附子理中汤，连进四小剂，人事方苏，能言，但对面谭事不清。门外有探病客至，渠忽先知，家人惊以为祟。余曰：此正神魂之离舍耳！吾以独参及附子理中，驷马之力追之，尚在半返未返之界，以故能知宅外之事。再与前药，二剂而安。"

大汗不止，昏不知人，之所以用附子理中汤，关键点在于"内虚肠滑"。从"内虚肠滑"这四字可以体会附子理中汤与独参汤、四逆汤在救急使用时的区别。

上述救急，基于气脱、阳亡，是着眼于正气。若着眼于邪气，附子理中汤温散寒邪，则又不必"内虚肠滑"了。

宋代医家陈无择在《三因极一病证方论》中指出："夫寒者，乃天地杀厉之气，在天为寒，在地为水，在人脏为肾。故寒喜中肾，肾中之，多使挛急疼痛，昏不知人……然寒性虽喜归肾，五脏皆能中之。"附子理中汤"治五脏中寒，口噤，四肢强直，失音不语"，并谓"昔有武士守边，大雪，出账外观瞻，忽然晕倒。时林继作随行医官，灌以此药两剂，遂醒"。

寒邪之所以能"中"，武士之所以晕倒，与内虚不无关系，但引发病证的直接原因在于寒邪。此处附子理中汤亦治内虚，但主要着眼点在于寒邪。

（十七）连理汤

后世治疗中焦虚寒而有热者，制有连理汤，即理中汤加黄连、茯苓。《张氏医通》言："连理汤：治胃虚挟食，痞满发热。理中汤加黄连、茯苓。"方中干姜、黄连相配，有辛开苦降，治疗痞满之效。

连理汤可与附子理中丸对等相看。冉雪峰在《冉氏方剂学》中指出："后贤加黄连，名连理丸，为中而兼上之治；加附子，名附子理中丸，为中而兼下之治。"

当代学者何绍奇指出："理中汤加黄连方出丹溪《证因脉治》。张璐说本方主治'胃虚挟食，痞满发热'，戴复庵说'盛暑逼于外，阴冷伏其中'，俱难得其要领。我的理解，无非脾胃虚寒而又挟肠热，多年来用此方治疗泄泻屡收捷效。"

临床上，理中汤治疗中焦虚寒，黄连上可清心、中可清胃、下可清肠，故连理汤适用范围较广。

《张氏医通》载一案："家弟曾余，虽列贤书，最留心于医理。弟妇郑氏，乃世传女科中山之女，昆弟俱为时医。戊申夏患呕逆，不食者月余。服宽膈理气药二十余剂，几至绝粒，而痞胀异常，邀余诊之。脉得虚大而数。按仲景脉法云：大则为虚，数则为虚。此胃中阳气大虚，而浊阴填塞于膈上也。因取连理汤方，用人参三钱服之。四剂而痞止食进，后与异功散调理数日而康。"

本案看似平淡无奇，然对应于临床，有两点需要注意：一是呕逆痞胀，很多医者舍宽膈理气，似无二法；二是脉得虚大而数，很多医者是想不到可使用理中汤或理中汤类方的。

（十八）理中丸加减治疗痞满

治疗中焦虚寒而兼有气滞者，《太平惠民和剂局方》中载有两方：一方是治中汤，即理中丸加青皮、陈皮；一方是枳实理中丸，即理中丸加枳实、茯苓。分列如下：

"治中汤：治脾胃不和，饮食减少，短气虚羸而复呕逆，霍乱吐泻，胸痹心痛，逆气短气，中满虚痞，膈塞不通，或大病瘥后，胸中有寒，时加咳唾，并宜服之。人参、甘草（炒）、干姜（炮）、白术（锉）、青皮（炒）、陈皮（洗，去白）各一两。上为粗末，每服三钱，水一盏半，煎至一中盏，去滓，稍热服，空心，食前。或霍乱后气虚，未禁热药者，尤宜服之。"

"枳实理中丸：理中焦，除痞满，逐痰饮，止腹痛。大治伤寒结胸欲绝，心膈高起，实满作痛，手不得近。枳实（麸炒）一两、白术、人参（去芦）、甘草（炙）、白茯苓（去皮）、干姜（炮）各二两。上捣，罗为细末，炼蜜为丸，如鸡子黄大，每服一丸，热汤化下。连进二三服，胸中豁然，不拘时候。"

虚则气运无力，加之寒主收引，中焦虚寒之人，较易出现中焦气滞，多表现为脘腹部的痞满。理中丸中人参之补、白术之运，合干姜之辛热通散气机，服之痞满自能消解。

然中焦虚寒之人，也易出现食积、痰滞、肝脾不和等而表现为脘腹痞满，甚则波及胸、胁出现痞胀，此时单用理中丸已力不胜任，须加理气、消滞、化痰等相应药物，如青皮、陈皮、枳实等，其他如香附、炒槟榔、炒莱菔子等药也可随证加用。

若在中焦虚寒、积滞基础上又有化热，则又宜参合连理汤法或合泻心法。

治疗心下痞满的半夏泻心汤，若加白术，即为理中与泻心合法。

（十九）理中丸加减治疗胸痹

《金匮要略·胸痹心痛短气病脉证治第九》第5条："胸痹心中痞，留气结在胸，胸满，胁下逆抢心，枳实薤白桂枝汤主之；人参汤亦主之。"

人参汤方："人参、甘草、干姜、白术各三两。上四味，以水八升，煮取三升，温服一升，日三服。"

从方剂药物组成来看，人参汤即理中丸（汤）。

胸、胁、胃脘部痞满胀堵上逆，即使证属虚寒，似乎也不宜单用理中汤温补，毕竟局部邪滞较为明显。当然，以方测证，我们可以理解为此类胸痹有偏实、偏虚之分，治疗有偏泻、偏补之别。偏实者治用枳实薤白桂枝汤，偏虚者治用人参汤。但证之临床，即使偏虚，也不宜只顾正虚，似乎以理中汤合枳实薤白桂枝汤加减较为合宜。

王好古在《阴证略例》中理中汤条下指出："胸痹胁下妨闷者，加枳实半两、茯苓半两。此方自晋宋以后至唐，名医治心腹病者，无有不用此汤，或作丸随证加减，各有其法。"

此即枳实理中汤法。

若此处之正虚偏于心之气阴两虚而非中焦虚寒，则又宜以生脉散易理中丸。方以示法，临证总应随证用法。

（二十）理中丸加减治疗"寒中"

在李东垣"内伤脾胃学说"中，有"初受热中，末传寒中"之说，李东垣对"热中"论述较多而对"寒中"论述较少。

罗天益在《卫生宝鉴》中载一案，乃用附子理中汤治疗"寒中"，可供参考：

"真定府武德卿，年四十六岁。至元丙子三月间，因忧思劳役，饮食失节得病，肢体冷，口鼻气亦凉，额上冷汗出，时发昏愦，六脉如蛛丝……今德卿形证，乃阴盛阳虚，苦寒之剂，非所宜也。《内经》云：阴气有余为多汗身寒。又《阴阳应象论》云：阴盛则身寒汗出，身常清，数栗而寒，寒而厥。《调经篇》亦云：阴盛生内寒。岐伯曰：厥气上逆，寒气积于胸中而不泻。不泻则温气去，寒独留，故寒中。东垣解曰：此脾胃不足，劳役形体，中焦营气受病，末传寒中，惟宜补阳。遂以理中汤加黑附子，每服五钱，多用葱白煎羊肉汤，取清汁一大盏，调服之。至夕四肢渐温，汗出少，夜深再服。翌日精神出，六脉生，数服而愈。"

证属内伤寒中，已至昏愦、冷汗、脉微之危重，方用附子理中汤，取其"补阳"，而非祛寒，每服仅五钱，且用葱白煎羊肉汤调服。"易水学派"治疗内伤手法，值得临证体会。

（二十一）理中汤治疗口疮

口舌生疮疼痛，老百姓常说"上火了"，医者也常从实火或虚火论治，多用凉药。

《丹溪心法·口齿》云："口疮服凉药不愈者，因中焦土虚，且不能食，相火冲上无制，用理中汤。人参、白术、甘草补土之虚，干姜散火之标，甚则加附子，或噙官桂亦妙。"

人的智慧是有限的，不读书，绝不易想到理中汤可以治疗口疮疼痛。

论中"干姜散火"似属牵强。但干姜与参、术、草相配，补土以制火，即后世所说之"补土伏火"。

《柳选四家医案·评选静香楼医案上卷》载一案："中气虚寒，得冷则泻，而又火升齿衄。古人所谓胸中聚集之残火，腹内积久之沉寒也。此当温补中气，俾土厚则火自敛。四君子汤加益智仁、干姜。"

齿衄、口疮有别，而土厚火敛理同。

清代医家郑重光在《素圃医案》中载一案："程若思守戒令眷，年二十外，腹痛作泻已久，渐增口舌生疮，因疮痛不能食热物，益致痛泻不止。前医谓痛泻宜温，口疮宜凉，用药牵制，辞不治，决之于余。诊其脉，两关虚大无力，食物便呕，呕止即腹痛，痛则下泻，而满口之疮，白如米粒。余曰：'此脾虚寒也。盖脾土虚则肾水乘之，逼心火上逆，致口舌生疮，乃上焦假热，实中焦真寒，惟治其寒，不惑其热，宜用附子理中汤冷饮，使暗度上焦之假热，而冷体既消，热性随发，脾土得温而实，则肾水不上乘心，心火不逆，口疮不治而自愈，此五行相乘之道也。'遂以附子理中汤加茯苓，令其冷饮。病人不知有姜、附也。服四剂，口疮果不痛。再求治痛泻。予曰：'但药热饮，则痛泻自止。'温补一月，痛泻方愈。后十余年，怀孕病痢，亦用桂、附、干姜而愈，胎竟不堕。人之藏府各异，不可以一例论也。"

本类案例在临床上并非少见，只是多数程度较轻而已，医者往往寒热并施，有效，亦有不效。

上案中有两点值得注意：一是辨证上，直认"上焦假热""中焦真寒"，治法上"惟治其寒，不惑其热"；二是服药方法上，治口疮热药冷服，口疮愈后热药热服。

《伤寒论》理中丸方后服法明确指出"温服之""温服一升""服汤后如食顷，饮热粥一升许"，且"勿发揭衣被"，需服至腹中热。

温服为常，冷服为变，为医者当须知常达变。

如果从现代科学角度思考，药物入口所起药效，主要是化学层面上的作用，而药物之冷服、热服对人体的影响，主要是物理层面上的作用。西医主要关注的是药物在化学层面上的效用，而中医所关注的似乎远不止药物在化学层面上的效用。

（二十二）理中丸与藿香正气散

藿香正气散（藿香正气水、藿香正气丸）治疗吐泻，为临床所惯用。

《醉花窗医案》中载一案："管香病愈未一月，其兄伟卿大令，在都候选，忽有友人招饮，醉饱之余，又苦炎热，自恃气壮，吃西瓜一颗。卧后觉腹中绞痛，吐泻并作。夜已四更，遣人招余。余询其由，知为霍乱，命服藿香正气丸，不必往视也。其家人逼之不已，疑予深夜懒行，因随之去。见伟卿呻吟不已，腹膨膨如鼓。余笑曰，西瓜作怪也。问小便利否？曰否。乃命其家人循腹极力推下之，不十度，腹中漉漉有声，溺下数碗，而痛少止矣。因仍使服藿香正气丸。次午衣冠来谢曰，西瓜如此可恶，余当与绝交也。为之一笑。"

《醉花窗医案》为清代山西介休人王堉所著。可见，清代的山西籍医生已熟用藿香正气丸治疗吐泻。

一乡人素体虚寒，秋冬多犯胃病，笔者屡为其治。某年夏暑打来电话，饮食不慎致吐泻并作，电话中嘱服藿香正气水，自忖吐泻可止。半日后又来电话，吐泻依旧。嘱服附子理中丸，一丸入腹，吐泻即止。此后每遇吐泻，辄服附子理中丸，神效。

藿香正气散方用于寒湿吐泻多效。若虚寒较甚之体，又发寒湿吐泻，则藿香正气散方往往不效，须理中丸方或附子理中丸方。

《谢映庐医案》中载一案："陈丹林之子，十岁，病痢发热呕恶。医以藿香正气散，二日绝粒不进，所下血多白少。诸医见血为热，又称胃火之呕，进左金、二陈之属，腹胀胸高，指尖时冷。余视其血，先下者凝黑成片，后下者点滴晦淡。知为脾胃虚冷，致阳气浮越而发热，阴气不守而下奔，中焦困乏而不纳。与干姜甘草汤，一剂呕止，再剂胃胀已消，以早米汤亦受。更方与理中汤，发热下痢顿止。盖脾胃得权，阳气乃运，使气血各守其乡耳。"

梳理本案治疗过程，用藿香正气散、理中汤，应是多数医生易于想到的。倒是用藿香正气散不效后改用左金丸，似乎显得太过荒诞，而在用理中丸之前先用干姜甘草汤，又实在是高明。

阳气浮越，阴气不守，急用干姜甘草汤，治疗着眼点全在"阴阳"二字上。更方理中汤，则治疗着眼点在脾胃上。当然，治疗阴阳也是治疗中焦的阴阳，治疗脾胃也是治疗脾胃的阴阳，但缓急先后，自也有别。

至于本案明显为阴寒之证，藿香正气散不效而考虑火热改投左金丸类方，这种低级错误在临床上似乎不应见到。但笔者曾见一患者病泻（抑或痢？），同一上午依次就诊于两位成名中医，竟然一医开出芍药汤合白头翁汤，一医开出附子理中汤。笔者至今不解，都是辨证论治，辨证水平可以有高下，辨证结果可以有正误，但能辨出这种水火不相容的证却也难得！

（二十三）理中丸与理阴煎

中华民族最基本的思维方式是乾坤思维，亦即阴阳思维。

中医学的最基本思维方式也是阴阳思维。阴阳相随，不离不弃。有阴必有阳，有阳必有阴。无阴即无所谓阳，无阳也无所谓阴。

明代医家张景岳谙熟这种思维方式。《景岳全书·传忠录》云："凡诊病施治，必须先审阴阳，乃为医道之纲领。阴阳无谬，治焉有差？医道虽繁，而可以一言蔽之者，曰阴阳而已。故证有阴阳，脉有阴阳，药有阴阳。"

自然，张景岳在创制新方时，也时时用到这种思维方式。

理中丸乃治疗中焦虚寒而阳气不足者，那么，临床上有没有中焦虚寒而阴血不足者呢？

以理推导，有阳气不足，必然也会有阴血不足。

如中焦虚寒而阴血不足，该用什么方治疗？

理中丸，以温润之熟地、当归，易方中温燥之人参、白术，即成了张景岳笔下的理阴煎。

《景岳全书·新方八阵》理阴煎："熟地三五七钱或一二两，当归二三钱或五七钱，炙甘草一二钱，干姜（炒黄色）一二三钱。或加肉桂一二钱。水二盅，煎七八分，热服""此理中汤之变方也。凡脾肾中虚等证，宜刚燥者，当用理中、六君之类；宜温润者，当用理阴、大营之类。欲知调补，当先察此。此方通治真阴虚弱，胀满呕哕，痰饮恶心，吐泻腹痛，妇人经迟血滞等证。"

《临证指南医案·痢》载一案："某，脉沉微，下痢红紫黑，舌胎粉白，并不渴饮，此太阴脾营虚寒也。仿理阴煎。当归头、白芍、炮姜、炙草、茯苓、益智。"

叶天士在此案中提到了"太阴脾营虚寒"，相对而言，我们可以把理中丸证看作"太阴脾气虚寒"。

案中仿理阴煎，但不用熟地而用白芍，且加茯苓，较理阴煎原方灵动且少滞。

从理中丸到理阴煎，不但在组方思路上给我们一种全新的感觉，在实际应用中，也是对经方的一种补充和发展。

熟地一药，明代的张景岳视其为至宝，而清代的陈修园却对其几乎是深恶痛绝。自然，以熟地为主药的理阴煎方也遭到了陈修园无情而尖刻的贬驳。

陈修园在《景岳新方砭》中指出："……景岳以庸耳俗目论药，不识刚柔燥湿之本。素喜柔润，故以归、地易人参、白术而改其名曰理阴煎。服之数剂则阴气内壅而为胀满，阴气上逆而为呕哕，阴水泛滥而为痰饮恶心，阴盛于中则上、下不交而吐泻，阴凝于内则阳不通而腹痛，阴盛于下则关元不暖而血滞经迟。不但不能治病，且以增病……吾不解庸医惯用此方，日误数人而仍不改辙者，岂尽天良之斫丧？抑亦惑于景岳夸大之言，归咎于病之深而莫救？不自知其术之谬而杀人也。"

依常理而讲，中医对一方、一药的运用，总宜按证而施，似乎完全可以统一、规范。但"横看成岭侧成峰"，众医家对一方、一药的认识和运用往往不完全相同。这种不同，以及在这种不同的基础之上的争鸣，构成了丰富而多彩的中医学。

平心而论，陈修园对理阴煎方的评说，有强词夺理之嫌。但笔者在读及此段文字时，对应今日之临床，总觉有一种针砭时弊之感。

也许和老百姓生活水平的提高、营养状况的改善有关，当今临床上需要用熟地大补的机会不是很多，至少在日常门诊病人中不多见。而误用、滥用熟地等阴柔滋补致阴气内壅、阴水泛溢者并不少见。陈修园此论，值得临证者品味。

（二十四）理中丸与小建中汤

谈到"太阴脾营虚寒"，想到了小建中汤。

小建中汤与理中丸同治中焦虚寒，都用到了辛甘化阳法。但小建中汤中尚有酸甘化阴法，适用于中焦阳虚伴有阴虚者。

多数伤寒学者将小建中汤看作温养中气之方，而冯世纶老师在临证中反复体会到，小建中汤方中所用桂枝、生姜实有解表之用。因此在六经方证分类中，冯世纶老师将小建中汤方证列于太阳病（表阳证）方证中，并明确指出："……以其来自桂枝汤，仍兼解外""甘温补中兼解外。"（见《解读张仲景医学》）

证之临床，部分患者服小建中汤后确有表里营卫和畅、周身舒畅之感，反推其服药前应是有表证存在的，只是表证不典型，很多医者未能辨出。

小建中汤解外的功效是理中丸所没有的。

一日诊余，问学生："面对一中焦虚寒的患者，取舍小建中汤和理中汤的关键点是什么？"

学生一时不能回答，反问："是什么？"

我说："脉弦。小建中汤证见脉弦，理中汤证不见脉弦。"

我的回答是基于两方治疗内伤病而言。

李东垣在《内外伤辨惑论》中指出："如腹中痛，恶寒而脉弦者，是木来克土也，小建中汤主之。盖芍药味酸，于土中泻木为君；如脉沉细，腹中痛，是水来侮土，以理中汤主之。干姜辛热，于土中泻水，以为主也；如脉缓，体重节痛，腹胀自利，米谷不化，是湿胜，以平胃散主之。苍术苦辛温，泻湿为主也。"此段文字从临证中来。

（二十五）理中汤治疗少阴病

通常认为，四逆汤是治疗少阴病的主方，理中汤是治疗太阴病的主方。

四逆汤可用于治疗太阴病，但理中汤一般不用于治疗少阴病。即使是附子理中汤，也是以治疗太阴病为主的。

读清代医家郑重光之《素圃医案》，见郑氏治疗三阴病，每以理中汤收功。更见书中有用理中汤和附子理中汤治疗少阴病者，录之可供参考：

"又如君汪，庚申年在瓜镇，时九月杪，得伤寒。初幼科医治，先发表，即大汗如水。继和解而热不退，益增烦躁。再投白虎、凉膈，即神昏默睡，唤亦不醒，摇之惟开目而已。病至十九日，自郡迎余至瓜镇，切其脉洪大无伦，重取则散，身重蜷卧。余曰：此因误治，寒入少阴矣！初必夹太阴伤寒，宜用温经，误投表药，致魄汗淋漓，阳因汗越，益增烦躁。再服苦寒，阳气愈消，至耳聋昏睡，此少阴，非少阳也。脉反散大，乃真阳欲脱之机，特进投附子理中汤二剂。服后脉稍敛，欲小便，乃就桶，小便已，即寒战口张欲脱。再以理中汤重加人参，连进二剂，方阳回苏睡。次日回郡，留理中汤方药调治，半月始痊。"

治疗一误再误，寒入少阴，真阳欲脱，作者并没有用四逆汤、白通汤等方，而是用附子理中汤救急。药后尚待阳回苏醒，接方竟然是"理中汤重加人参"。治少阴欲脱之证，接方竟然去掉前方中之附子。

中医临床需要"规矩"，更需要"权衡"。

"规矩"可学，"权衡"须悟。

笔者治疗少阴病危重症，常用四逆加人参汤合枳术丸加减。或谓这是附子理中汤加减，但笔者所用并不是附子理中汤，仍然是四逆汤。

（二十六）理中丸与甘草干姜汤

理中丸以干姜为君。

张仲景治疗阳虚，每用"辛甘化阳"法，与后世所用"补阳法"迥然不同。

干姜配甘草，辛甘化阳，治疗中焦阳虚有寒似已足够。加人参补气，白术健脾祛湿，似乎侧重于治疗中焦气虚兼有寒湿。

经方中有甘草干姜汤，只是甘草与干姜并非等量，而是甘草倍量于干姜："甘草四两（炙），干姜二两。上二味，以水三升，煮取一升五合，去滓，分温再服。"

甘草干姜汤出自《伤寒论》第29条："伤寒脉浮，自汗出，小便数，心烦，微恶寒，脚挛急，反与桂枝欲攻其表，此误也。得之便厥，咽中干，烦躁，吐逆者，作甘草干姜汤与之，以复其阳；若厥愈足温者，更作芍药甘草汤与之，其脚即伸；若胃气不和，谵语者，少与调胃承气汤；若重发汗，复加烧针者，四逆汤主之。"

此条论述阴阳两虚之人误治其表的变证及救治方法，后世医家将甘草干姜汤解释为温复中阳之方。如曹颖甫在《伤寒金匮发微合刊》中指出："甘草干姜汤温胃以复脾阳，而手足自温。所以不用附子者，以四肢禀气于脾，而不禀气于肾也。其不用龙骨牡蛎以定烦躁、吴茱萸汤以止吐逆者，为中脘气和，外脱之阳气，自能还入于胃中也。此误用桂枝汤后救逆第一方治，而以复中阳为急务者也。"

辛甘化阳治疗阳虚，酸甘化阴治疗阴虚，不取其补而取其化，这实在是张仲景远高于明清温补学派之处。毋庸讳言，临床治疗是有境界高低之分的，而这种高低之分并不取决于历史的先后。

谈到辛甘化阳，我们自然能想到甘草配桂枝、甘草配干姜、甘草配附子。桂枝走上，干姜走中，附子走下。冉雪峰在《冉氏方剂学》中在谈到甘草干姜汤时指出："查此方温中益气，复阳回厥，乃小制其剂，以和法为温法也。方制与桂枝甘草汤相似，但彼方桂枝量倍甘草，此方甘草量倍干姜；彼方是温上而保心阳，此方是温中而振脾阳。又与甘草附子汤相似，但桂枝温外，附子温下，干姜温中，各有各的适用部位。"

至于本方何以甘草量倍干姜，注家多认为甘多于辛重在守中助阳。笔者考虑，可能与本证阴阳两虚有关。考虑到阴血不足故甘草倍量，其用法有如炙甘草汤中炙甘草量大为君。倘若单纯中阳不足，似乎没有必要呆守"甘草量倍干姜"，临床常可等量使用。

（二十七）甘草干姜汤治疗血证

后世医家常用甘草干姜汤治疗中焦虚寒之血证。

陈修园在《医学三字经》"血症"中说："甘草干姜汤，如神，或加五味子二钱。"在《长沙方歌括》的甘草干姜汤方下也提到："后贤取治吐血，盖学古而大有所得也。"

宋代医家陈无择在《三因极一病证方论》中把理中汤作为治疗"伤胃吐血"之专方："理中汤：能止伤胃吐血者，以其功最理中脘，分利阴阳，安定血脉。方证广如《局方》，但不出吐血证，学者当自知。"

理中汤止血，实倚重于干姜配甘草。

甘草干姜汤，若干姜用炮姜，则三焦虚寒之血证俱可取用，似可作为虚寒血证之专方视之。

笔者治疗鼻衄而无明显热证者，每每取用炮姜、炙甘草佐以白茅根，取效较好。用生化汤治疗血崩、血漏，也每每依赖于方中的炮姜、炙甘草相伍止血。

想到一个问题：《金匮要略》中治疗"下血，先便后血""亦主吐血衄血"之黄土汤，通常解读为治疗中焦虚寒血证，方中为什么不用炮姜？可以加用炮姜吗？

唐容川在《血证论》中所用甘草干姜汤为："甘草（炙）三钱，干姜

（炮）二钱，五味子一钱""凡阳虚脾不摄血者，应手取效。"加用五味子，是基于"五味收敛肺气，使不上逆，以止气者止血"，临证可参考。

《岳美中医案集》中载有"回阳救逆法治疗鼻衄"一案："阎××，男性，21岁，唐山市人，汽车司机。素患鼻衄，初未介意。某日，因长途出车，车生故障，修理三日始归家，当晚6时许开始衄血，势如泉涌，历5个多小时不止，家属惶急无策，深夜叩诊，往视之，见患者头倾枕侧，鼻血仍滴沥不止，炕下承以铜盆，血盈其半。患者面如白纸，近之则冷气袭人，抚之不温，问之不语，脉若有若无，神智已失，急疏甘草干姜汤（甘草9g，炮干姜9g）即煎令服，2小时后手足转温，神智渐清，脉渐起，能出语，衄亦遂止，翌晨更与阿胶12g，水煎日服2次，后追访，未复发。"

此病可谓危急重症，然救急救逆不用四逆汤、不用附子、不用人参，独倚重于甘草干姜汤，值得后学体会、借鉴。

（二十八）甘草干姜汤治疗肺虚寒

甘草干姜汤在《金匮要略》中用于治疗肺痿，只是方中所用干姜需"炮"（炮姜）。

《金匮要略·肺痿肺痈咳嗽上气病脉证治第七》第5条："肺痿吐涎沫而不咳者，其人不渴，必遗尿，小便数，所以然者，以上虚不能制下故也。此为肺中冷，必眩，多涎唾，甘草干姜汤以温之。若服汤已渴者，属消渴。"

"上虚""肺中冷"，当为肺中虚寒。对一名医生而言，需要思考两个问题：一是面对一位有吐涎沫、不渴、遗尿等临床表现的患者，我们如何去辨别是不是肺虚寒、有没有脾虚寒、肾虚寒；二是如果辨为肺虚寒，我们在治疗时可不可以用黄芪配伍干姜，或人参配伍干姜等组合，它们和甘草配伍干姜如何区别使用。

关于第一个问题，赵守真有一则医案可供我们品读："刘某，男，30岁，小学教师。患遗尿证甚久，日则间有遗出，夜则数遗无间，良以为苦。医咸认为肾气虚损，或温肾滋水而用桂附地黄汤；或补肾温涩而用固阴煎；或以脾胃虚寒而用黄芪建中汤、补中益气汤。其他鹿茸、紫河车之类，均曾尝试，有效有不效，久则依然无法治。吾见前服诸方于证未尝不合，何以投之罔效？细诊其脉，右部寸关皆弱，舌白润无苔。口淡，不时唾涎，口纳略减。小便清长而不时遗，夜为甚，大便溏薄。审系肾脾肺三脏之病。但补肾温脾之药，服之屡矣，所未能服者肺经之药耳……遂给予甘草干姜汤。炙甘草24g，干姜（炮透）9g，日二帖。三日后，遗尿大减，涎沫亦稀。再服五日而诸证尽除。然以八日服药16帖，竟愈此难治之证，诚非始料所及。"（赵守真·甘草干姜汤异病同治的体验. 广东中医，1962（9）：13）

治肾、治脾不效，脉见右部寸关皆弱，故定位在肺，选用甘草干姜汤治愈。

那么，是不是证见虚寒而脉见右部寸关皆弱，都可定位在肺而选用甘草干姜汤治疗呢？

显然不是。

中医临床是在理论指导下进行的，但临证者对理论的掌握和运用是"圆机活法"的，常常是需要"慧然独悟"的。

关于第二个问题，很显然，在甘草干姜汤中，甘草是不可以用黄芪或人参取代的。

为什么？

清代医家郑钦安在《医理真传》中指出："按甘草干姜汤一方，乃辛甘化阳之方，亦苦甘化阴之方也。夫干姜辛温，辛与甘合则从阳化，干姜炮黑，其味即苦，苦与甘合则从阴化。"并用甘草干姜汤治疗"平人干咳无痰者"，谓"此元阴不足，而肺燥也。夫肺为金，生水之源也。元阴不足，由于肺燥不能生水，肺燥实由于元阴不足而邪火生，火旺克金，故肺燥。肺气燥，斯干咳作矣。法宜苦甘化阴养血为主，方用甘草干姜汤，合当归补血汤，加五味子治之"。

甘草干姜汤可苦甘化阴，可治阴不足，这一点是黄芪与干姜或人参与干姜相合不可能有的作用。当然，甘草与干姜相合治疗阴不足，必以大量炙甘草为君。说到此处，笔者想到了炙甘草方中的甘草，也想到了后世温病学家所说的"甘守津还"。

或问：与甘草相伍，桂枝治上，干姜治中，而此处又言甘草干姜汤治肺，当做何解？

答：桂枝甘草汤治上，是指治心，与肺无涉。

（二十九）甘姜苓术汤治疗腰痛

单从药物组成来看，甘草干姜汤加白术、茯苓即为甘姜苓术汤。

或者，理中汤去人参，加茯苓，即为甘姜苓术汤。

甘姜苓术汤即治疗"肾着"病之肾着汤。《金匮要略·五脏风寒积聚病脉证并治第十一》第16条："肾着之病，其人身体重，腰中冷，如坐水中，形如水状，反不渴，小便自利，饮食如故，病属下焦，身劳汗出，衣里冷湿，久久得之，腰以下冷痛。腹重如带五千钱，甘姜苓术汤主之""甘草、白术各二两，干姜、茯苓各四两。上四味，以水五升，煮取三升，分温三服，腰中即温。"

本方干姜、茯苓用量较大，干姜祛寒，茯苓利湿，治疗重在寒湿，为后世治疗寒湿腰痛常用方。

单从药物组成看，本方与苓桂术甘汤的组成只差一味药，一用干姜，一用桂枝，而一治寒湿，一治寒饮。且病位一在腰部，一在心下。方中四味药，俱走中焦，合为一方却治腰冷痛，这是不学经方者难以理解的。

笔者曾跟随冯世纶老师抄方，见冯老治疗腰痛、少腹痛、会阴部疼痛屡用甘姜苓术汤，效捷。今摘三案如下：

冯老案1：吕某，41岁，2010年3月10日初诊。腰痛，大便先干后溏，四肢逆冷，月经量少。苔白，脉细。川附子15g，白芍10g，细辛10g，茯苓12g，苍术15g，炙甘草6g，干姜6g，红花10g。服7剂，腰痛明显减轻。

冯老案2：黄某，男，30岁，2010年3月15日初诊。会阴痛半年，会阴部刺痛，四肢逆冷，夜尿2次。苔白，脉沉细。苍术15g，干姜10g，茯苓15g，炙甘草6g，赤小豆15g，当归10g，荔枝核15g，血余炭10g，三七粉3g。服3剂，痛止。

冯老案3：胡某，男，33岁，2010年3月31日初诊。少腹坠胀痛，口中和，四肢温。苔白，脉细弦。干姜10g，茯苓15g，苍术15g，炙甘草6g，赤小豆15g，当归10g，荔枝核15g，血余炭10g，炒蒲黄10g，吴茱萸10g。服7剂，明显好转。

（三十）白术能"利腰脐间血"

很长一段时间，笔者都在思考：甘姜苓术汤为什么能治疗腰痛？

同时，笔者也在思考另一个问题：为什么李东垣说白术能"利腰脐间血"？

这两个问题有联系吗？

清代医家郑钦安在《医理真传》中有一段论述："按肾着汤一方，乃温中除湿之方。此方似非治腰痛之方，其实治寒湿腰痛之妙剂也。夫此等腰痛，由于湿成，湿乃脾所主也。因脾湿太甚，流入腰之外府，阻其流行之气机，故痛作。方中用白术为君，不但燥脾祛湿，又能利腰脐之气。佐以茯苓之甘淡渗湿，又能化气行水，导水湿之气，从膀胱而出。更得干姜之辛温以暖土气，土气暖而湿立消。复得甘草之甘以缓之，而湿邪自化为乌有矣。方中全非治腰之品，专在湿上打算。腰痛之由湿而成者，故可治也。"

陈修园在《时方妙用》中说："白术一味补脾即所以驱湿，而补脾又所以输精及肾，且能利腰脐之死血。余遇腰痛症服药不愈者，每用一两，佐以牛膝三钱、淫羊藿五钱，以治水虚……佐以附子三钱，当归、肉桂各一钱五分，杜仲五钱，以治火虚；佐干姜二钱，以治寒湿；佐苡仁五钱，以治湿热，其效如神。"

陈修园又在《医学从众录》中谈到腰痛的治疗，他指出："……又曰：'从腰以下者，足太阴阳明皆主之''病在腰者，取腘中。'余遇此症，每以白术为君者，取之太阴。有时用苡仁为君，取之阳明。人第曰二药利湿，湿去而重著遂已。孰知白术运行土气于肌肉，外通皮肤，内通经络，风寒湿三气为痹，一药可以兼治。苡仁为阳明正药，阳明主润宗筋，宗筋主束骨而利机关，故二药分用合用，或加一二味引经，辄收奇效。"

读上述二家所论，似明白为何白术为治疗湿痹腰痛之主药，且寒湿配伍干姜，湿热配伍薏苡仁。

之后，笔者在临证治疗腰痛时屡用白术为君，或伍干姜，或伍薏苡仁，并在此基础上随证加药。

当然，湿盛者，也有以苍术易白术，或苍术、白术并用。便干者，多用生白术；便溏者，多用炒白术。

若用苍术配薏苡仁，则又为四妙散之半。

治疗李某，男，59岁，2012年2月15日初诊。

近3年来双下肢畏寒喜温，近半年来腰冷、腰困重疼痛，纳可，便调，腹无不适。口中和不喜饮，睡眠可。舌质淡暗，舌苔白，脉沉细。证属寒湿痹阻经络，治以温化寒湿为法，方用甘姜苓术汤加减。

处方：生白术30g，干姜9g，茯苓12g，制附子（先煎）15g，炙甘草6g，川牛膝15g。7剂，水煎服。

以上方为基础，随证稍作加减，连续服两月余，诸证愈，精神渐旺。

治疗贾某，男，38岁，2012年1月11日初诊。

腰困重疼痛两月余，劳则痛甚，休息可缓。精神欠佳，纳食欠佳，大便不爽。舌质淡暗，舌苔薄腻浮黄，脉细缓。证属脾肾不足，湿热痹阻经络，治以运脾益肾、化湿清热为法。

处方：生白术30g，生薏苡仁30g，鸡内金15g，狗脊15g。7剂，水煎服。

以上方为基础，渐加续断、杜仲、骨碎补等药，连服35剂，纳增便畅，腰无不适。

高建忠　读方与用方

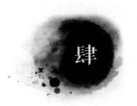

厥阴伤寒发散表邪之剂

——当归四逆汤漫谈

（一）当归四逆汤出处

当归四逆汤方见于《伤寒论》351条："手足厥寒，脉细欲绝者，当归四逆汤主之。"条文出自于"辨厥阴病脉证并治"篇。

方证条文极简，我们能从条文中获得的方证信息极为有限。

一日，与弟子裴晋云师徒问对。在谈到当归四逆汤时，裴说："要明白当归四逆汤证，首先要明白什么是厥阴病。"可是，要明白厥阴病，似乎也不是一件太容易的事。迄今为止，我们对《伤寒论》"六经（六经病）"的认识，只是我们心目中的"六经"，与张仲景心目中的"六经"，究竟相差有几，我们无从得知。

何况，在《伤寒论》六经病篇中，"厥阴病篇"最是杂乱难解，近人陆渊雷称其为"千古疑案"。

（二）关于六经的认识

《伤寒论》以太阳病、阳明病、少阳病、太阴病、少阴病、厥阴病名篇。宋代医家朱肱以经络解读："治伤寒先须识经络，不识经络，触途冥行，不知邪气之所在，往往病在太阳，反攻少阴，证是厥阴，乃和少阳，寒邪未除，真气受毙……"（《活人书》）之后，"六经"便成为解读《伤寒论》的特有概念之一。"《伤寒论》第一重要之处为六经，而第一难解之处亦为六经。凡读《伤寒》者无不于此致力，凡注《伤寒》者，亦无不于此致力"（恽铁樵《伤寒论研究》）。

六经是经络概念，六经是脏腑概念，六经是气化概念，六经是八纲概念……每一种认识似乎都有其正确的一面，这种正确的一面主要体现在可以正确指导临床实践。

"太阳、阳明等六经之名，其源甚古，而其意义所指，递有不同。最初盖指经络，六经各分手足为十二，为针灸家所宗，《灵枢》《甲乙》诸书及《素问》中大部是也；其次指气化，即太阳寒水、阳明燥金等，为司天在泉运气家所宗，王冰附入《素问》之'天元纪'等大论是也；最后则指热病之证候群，为汤液家所宗，《伤寒论》及《素问·热论》是也。名则犹是，义则递异，故本论六经之名，譬犹人之姓名，不可以表示其人之行为品性。热病之六经，亦不可以望文而释其义"。此段文字是近代医家陆渊雷在《伤寒论今释》中所论述。

这一观点是否完全正确，可以商榷，但笔者非常欣赏这种认识理念——对每一家之说区别而待之。

当前伤寒学界对六经的认识，大体可分为两种：一种认识为"六经是脏腑、经络、气化学说在《伤寒论》中的综合运用"；另一种认识为"六经是八纲学说在临床中的具体运用，六经仅仅是八纲概念"。

表面上看，这两种认识的不同之处在于是否使用脏腑经络学说来解读六经。而实际上，这两种认识的主要不同之处在于六经与八纲的先后关系。前者认为八纲源于六经，后者认为六经源于八纲。

（三）对厥阴病的认识

如果我们用脏腑学说、经络学说、气化学说解读六经，那么我们对厥阴病可做如下认识：

"厥阴经包括手厥阴心包、足厥阴肝，与少阳相表里。肝主藏血，内寄相火，体阴用阳，上接君火，为子母相应，下连癸水，成乙癸同源。肝为风木之脏，性喜条达而主疏泄，对脾胃及胆腑的功能有着重要的作用。心包之火以三焦为通路而达于下焦，使肾水温暖以涵养肝木，故厥阴功能正常，则上焦清和，下焦温暖，而脏腑功能正常。病邪侵及厥阴，肝失条达，木郁化火，乘脾犯胃，则出现上热下寒，寒热错杂证……厥阴具有阴尽阳生、极而复返的特性，故其病每多阴阳争胜，出现厥热胜复，即厥与热交替出现……若由于'阴阳气不相顺接'，表现为四肢厥冷者，则称之为厥证……"（见梅国强主编《伤寒论讲义》）。

如果我们从八纲解读六经，则"六经的实质即是表、里、半表半里、三阳、三阴的六类证型""实际《伤寒》的六经，是由疾病症状所反映的病位和病性来决定的……病位在半表半里的阴证则为厥阴病。"这是冯世纶老师对六经和厥阴病的解读（见《解读张仲景医学》）。

当代医家刘绍武创立了"三部六病学说"，同样是用病位和病性界定六经，该学说认为厥阴病是在表的阴证。"机体所分三部，组成表部、里部、半表半里部三个子系统，每个系统都具有它的特殊性和独立性，在每个系统与致病因素的相互反应中都有阴阳二性，表现出两组性质不同的证候群，尽管证候多变，但终不超出阴阳二性这个范畴。这样三个系统必然出现六个不同的证候群，按照《伤寒论》的原义，分别命名，在表部分别称为太阳病、厥阴病；里部分别称为阳明病、太阴病；半表半里部分别称为少阳病及少阴病"（见马文辉主编《刘绍武三部六病传讲录》）。

（四）关于当归四逆汤证

如从脏腑、经络角度解读六经，当归四逆汤证为肝经血虚、寒凝经脉证。

六经中寓有八纲，尚有两种解读：若认为太阳为六经之表，则厥阴自为里证，当归四逆汤证属厥阴里证；若认为六经各有本经之表里，则当归四逆汤证属厥阴表证（当归四逆加吴茱萸生姜汤证属厥阴里证）。

如从八纲解读六经，冯世纶老师认为当归四逆汤证属太阳病方证（见《解读张仲景医学》），刘绍武先生认为当归四逆汤证属厥阴病方证。表面看似认识不同，但实际上都认为当归四逆汤属表寒证。

（五）关于手足厥寒

《伤寒论》第351条中，当归四逆汤证的唯一见症是"手足厥寒"。

"手足厥寒"，我们通常理解为与"四逆"同义，即"四逆者，四肢不温也"。

元代医家王履在《医经溯洄集》中指出："……故'厥逆'二字，每每互言，未尝分逆为不温、厥为冷也。然四肢与手足却有所分，其以'四'字加于'逆'字之上者，是通指手足臂胫以上言也；其以'手足'二字加于厥逆、厥冷等之上，及无'手足'二字者，是独指手足言也。"

清代医家李中梓在《伤寒括要》中对四逆和手足厥寒有一段议论："仲景凡言四逆者，乃四肢逆冷之省文也。四肢者，自指至肘、自足至膝之谓也。其邪为深。凡言手足者，乃自指至腕、自足至踝之谓也。其邪为浅。仲景下字不苟，须合而玩之，则轻重浅深，一览了然矣。或曰四肢厥逆，或但曰四逆，或但曰厥，但曰逆者，皆重证也。或曰指头寒，或曰手足厥，或曰手足逆，或曰手足冷者，皆轻症也。"

或谓上述二家之论不可拘执。但证之临床，二家之论对我们辨识四逆汤证和当归四逆汤证似有所助益。

如果我们从病机角度引申理解，手足厥寒由肝经血虚寒凝所致。那么，由血虚寒凝所引起之肝经所有病症，如疝瘕、腹痛、月经病、冻疮、脱疽等等，都可理解为手足厥寒之类症。

（六）关于脉细欲绝

《伤寒论》第351条中，"脉细欲绝"是当归四逆汤证的脉象。

通常认为，脉细主血虚。

尽管脉细以形状言，脉微以力量言，但笔者思考：脉细至欲绝，在临证时与脉微细有多少差别？临证时如何分别二脉？

而脉微细是阳虚阴盛之少阴病的主脉。

对于此脉，多数注家随文衍义，认为脉细欲绝是厥阴病，脉微欲绝是少阴病。

清代医家郑钦安在《伤寒恒论》中指出："按四肢厥，而脉细微欲绝，阴盛阳虚之明验也。此际正宜大剂回阳，兹以当归四逆汤主之，决非确论。余不敢从。"

也许，如此解读第351条并非正确。但，这种解读是一个临床医生的解读，这种疑问是一个临床医生的疑问。临床上，脉细欲绝可见于当归四逆汤证，也可见于四逆汤证，脉证合参方可分辨别二证。

近代医家陆渊雷在《伤寒论今释》中指出："盖当归四逆汤明是肌表调血之剂，于是知手足厥寒、脉细欲绝云者，谓手足因寒冷所迫，使血脉细涩欲绝。'脉'盖通指'血脉'，不必斥寸口脉搏也。"

脉通指血脉，绝少有学者这样解读，这样解读也似乎并非正确。但这种从病机角度的解读，对临床辨识当归四逆汤证和使用当归四逆汤方确有帮助。

（七）当归四逆汤方解

当归四逆汤方组成："当归三两，桂枝三两（去皮），芍药三两，细辛三两，甘草二两（炙），通草二两，大枣二十五枚（擘）。上七味，以水八升，煮取三升，去滓，温服一升，日三服。"

本方由桂枝汤去生姜加当归、细辛、通草而成。

因本方以桂枝汤为基础方，很多学者从"解表"角度解释本方。如清代医家柯韵伯在《伤寒来苏集·伤寒附翼》中指出："此厥阴伤寒发散表邪之剂也……凡伤寒初起，内无寒症，而外寒极盛者，但当温散其表，勿遽温补其表。此方用桂枝汤以解外，而以当归为君者，因厥阴主肝为血室也。肝苦急，甘以缓之，故倍加大枣，犹小建中加饴糖法。肝欲散，当以辛散之。细辛，其辛能通三阴之气血，外达于毫端，比麻黄更猛，可以散在表之严寒。不用生姜，不取其横散也。通草即木通，能通九窍而通关节，用以开厥阴之阖，而行气于肝。夫阴寒如此，而仍用芍药者，须防相火之为患也。"

也有不从"解表"做解者。如许宏在《金镜内台方议》中指出："阴血内虚，则不能荣于脉；阳气外虚，则不能温于四末，故手足厥寒，脉细欲绝也。故用当归为君，以补血；以芍药为臣，辅之而养营气；以桂枝、细辛之苦，以散寒温气为佐；以大枣、甘草之甘为使，而益其中，补其不足；以通草之淡，而通行其脉道与厥也。"

病分外感、内伤，当归四逆汤证可由外感引起，也可由内伤导致。治疗外感引起者，当归四逆汤功在解表；治疗内伤导致者，当归四逆汤功在温通。元代医家王好古在《阴证略例》中即有用当归四逆汤治疗内伤厥阴之论述。

《医宗金鉴·卷八》："凡厥阴病，必脉细而厥，以厥阴为三阴之尽，阴尽阳生，若受邪则阴阳之气，不相顺接，故脉细而厥也。然相火寄居于厥阴之脏，经虽寒而脏不寒，故先厥者后必发热也。凡伤寒初起，见手足厥冷，脉细欲绝者，皆不得遽认为虚寒而用姜、附也。此方取桂枝汤君以当归者，厥阴主肝为血室也；佐细辛味极辛，能达三阴，外温经而内温脏；通草性极通，能利关节，内通窍而外通荣；倍加大枣，即建中加饴用甘之法；减去生姜，恐辛过甚而迅散也。……不须参、苓之补，不用姜、附之峻者，厥阴厥逆与太阴、少阴不同治也。若其人内有久寒，非辛温甘缓之品所能兼治，则加吴茱萸、生姜之辛热，更用酒煎，佐细辛直达厥阴之脏，迅散内外之寒，是又救厥阴内外两伤于寒之法也。"

（八）关于当归养血

方论多谓当归四逆汤中以当归养血为君，治疗血虚寒凝。

笔者在读该方时注意到，该方在桂枝汤（去姜加枣）基础上加了等量的当归、细辛。

桂枝汤具有和营卫、解肌表之功，再加等量的当归、细辛就能起到养血的作用吗？就能治疗血虚吗？

当归，"味甘温。主咳逆上气，温疟，寒热，洗洗在皮肤中，妇人漏下绝子，诸恶疮疡，金疮"，这是《神农本草经》中对当归的描述。后世医家认为当归性温、味辛甘，有补血活血之功，可治疗血虚、血瘀证。但当归"行则有余，守则不足"，与补血药同用，功在补血；与活血药同用，功在活血。

细辛辛温，功在走窜且力雄。当归与细辛相配，且为等量，功在温通，绝谈不上补养。

或谓，桂枝汤中有芍药，当归与芍药相伍，有养血补血之功。

芍药有赤芍药、白芍药之别。很多学者考证，张仲景时期所用芍药当是赤芍药。当归、赤芍、细辛、桂枝相伍，确为温通气血之佳配。

当然，值得注意的是，方中使用了大剂量的大枣。大枣有养血之功，当归、大枣配白芍药，确有养血之功，故能治疗血虚。

（九）关于通草

当归四逆汤方中用通草二两。

明代医家李时珍在《本草纲目》中"通草"条下指出："有细细孔，两头皆通，故名通草，即今所谓木通也。今之通草，乃古之通脱木也。宋本草混注为一，名实相乱，今分出之。"

当代学者祝之友在《伤寒论药物古今变异与应用研究》中指出："无论从本草文献药物品种的历史变异考证，还是从《伤寒论》汤方中药物的实际功能与所治疾病相适应情况来看，其通草均应为现今之木通科木通。"

临证使用当归四逆汤，宜用木通。

或谓：后世很多医案使用通草也有效，很多医生应用当归四逆汤时惯用通草，取效也很好。这是为什么？

试问：通草在当归四逆汤方中有什么功效？

有没有这种可能：部分医者在应用当归四逆汤时，通草实际上已成为可有可无之品？所谓取效，并不在于方中有无通草？

木通，即《神农本草经》中所载通草，位列中品，"味辛平。主去恶虫，除脾胃寒热，通利九窍血脉关节，令人不忘"。

盖当归四逆汤方中所用木通，取其通利血脉之功也。

后人常用木通治疗妇人产后乳汁不下及闭经、月经不调等病症，反证木通确有通利血脉之功。

（十）当归四逆汤治疗冻疮

《伤寒论》351条之后的352条云："若其人内有久寒者，宜当归四逆加吴茱萸生姜汤。"

《伤寒论浅注》中言："受业林士雍按：……今且于本节后半'若其人内有久寒者'八字对面寻绎出来，彼曰内，便知此之为外，太阳篇有外不解用桂

高建忠 读方与用方

枝汤之例。彼曰久，便知此为暴病，非十日已去过经不解之邪……"

彼，指352条当归四逆汤加吴茱萸生姜汤证；此，指351条当归四逆汤证。

当归四逆加吴茱萸生姜汤证为内有久寒者，那么相应的，当归四逆汤证为外受暴寒者。

当然，病证有外感、内伤之别。临证时，当归四逆汤既可治外，也可治内；既可治暴寒，也可治久寒。

后之学者每用当归四逆汤治疗冻疮，尤其是冻疮初起，随治随应，从中可以体会当归四逆汤治外、治暴寒的作用。

日人汤本求真在《皇汉医学》中转载："清川玄道曰：冻风，俗谓冻疮。《外科正宗》云：'冻风者，肌肉寒极，气血不行，肌死之患也。'冻风证，诸家有种种之治方，虽未必皆无效，然未闻有神方也。余壮年西游时，访远州见付驿古田玄道翁，翁笃信仲景（著有《伤寒论类辨》），伤寒勿论矣，即其他杂证，皆以《金匮》《伤寒论》为规矩。见翁治冻风，用当归四逆汤，奏速效。余问其所以，翁云：'《伤寒论·厥阴篇》不云乎？手足厥寒，脉细欲绝者，当归四逆汤主之。'余因大有所得，别后殆将三十余年，于冻风每用此方，必见效。庚辰二年，一妇人年三十许，左足拇指及中指，紫黑溃烂，自踵跗上及脚膝，寒热烦疼，昼夜苦楚，不能寝食。一医误认为脱疽之类证，虽种种施治而无效。因是主人仓皇，邀余治。余诊曰：'去年曾患冻风乎？'曰：'多年有之。'余曰：'决非脱疽之类，是冻风也，完全误治矣。'乃与当归四逆汤，外贴破敌中黄膏等，一月余，痊愈。此为冻风之最重者也，若平常紫斑痒痛者，仅用前方四五帖，效如桴鼓也，可谓神矣。"

论中提到当归四逆汤可谓治疗冻疮之专方，轻者四五帖，奏速效。所载案例较重，且病程较久，疗程达1月余，但寒邪始终在外，未入脏腑。

（十一）当归四逆汤治疗厥阴表证

很多医案类著作，读一遍足矣。能吸引读者反复阅读、揣摩的医案类著作不算多。清代医家郑重光所著《素圃医案》一书，可谓医案类著作之上品。尤其卷一"伤寒治效"部分，笔者每读一遍皆有感悟。其中最让笔者称叹者，是书中治疗厥阴病的验案，以及对当归四逆汤的应用，可谓"迥出诸家之上"。

"巴绣天主政，隆冬檐际脱裘，易近体之衣，觉受寒，尚不为困。本夜又梦遗，次日即寒战头疼，发热腰痛，脉反细紧，病属阳证阴脉。幸脉但细而不沉，犹有头痛身热，乃厥阴表证。用当归四逆汤温里散寒，以桂枝、细辛、赤芍、附子、干姜、半夏、茯苓、甘草，姜枣为引，因有急务，遂昼夜四剂。三更得汗，五更即乘舆远出，自为无恙。次日即饮酒茹荤。三日回家，午后又寒战发热，更增呕吐痰涎，仍用前剂，夜半得汗，热退而解。次日又复乘船远出，于路寒战发热、吐泻腹痛而归，自称疟疾。余曰：'非也！疟之为病，必受邪于半表，蓄久而发。此证先日受寒，次日即病，脉不浮弦，断非疟疾，乃厥阴表证，而兼里病也。'仍用前剂，因增腹痛下利，脉变细紧无力，加人参以固里，则寒轻汗少，四剂寒热下利皆减。如斯三四日，寒热顿止，呕泻皆宁。姜附药服至十二日，退用当归四逆汤本方，去细辛而加参、术，温补匝月而康。"

这是书中的一则当归四逆汤案，案中明确提到当归四逆汤治疗厥阴表证。对应今日临证，有以下几点值得注意：

面对一位起病较急的寒战发热、头疼腰痛的患者，我们有多少人会想到有可能是厥阴病？有可能是当归四逆汤证？

外感初起，见阳证阴脉，我们除了想到少阴病（或太阳、少阴合病）、麻黄附子细辛汤证，我们还有多少人会想到可能是厥阴病？是当归四逆汤证？

用当归四逆汤，我们还会加附子、干姜吗？

我们还会用当归四逆汤取汗吗？

寒战发热、吐泻腹痛，我们通常会想到太阴病、少阳病（可以太阴、少阳合病），我们会想到厥阴病吗？会想到可以用当归四逆汤加减治疗吗？

（十二）厥阴表证的脉象

上一节所载医案中，当归四逆汤证的脉象是脉细紧。由此可推测，辨厥阴表证且运用当归四逆汤的重要依据是脉细紧。《素圃医案》中，厥阴表证的脉象往往见"弦紧""弦细而紧""弦而细""细紧""沉弦"等，大抵弦脉属肝、紧脉属寒。治疗每"用桂枝、赤芍、细辛、生姜以解经邪，用附子、干姜、吴萸、半夏，以温里冷"，用药需至"紧脉退尽"，且多数得汗而解。

读郑重光的另一著作《伤寒论条辨续注》，见有如下论述："两阴交尽，名曰厥阴，内属肝脏，为阴中之阳，而主风木。实胎火气，而胆藏肝内，为相火之区""有不自传经，初病即属厥阴者，其证亦发热头痛，微寒微厥，下体酸痛，少腹里急，口渴胸满，俨如疟痢，其脉必弦细而紧，乃厥阴表里兼病，即如太阳之脉沉、少阴之发热也，此属当归四逆汤证。若下利脓血，加姜、附以温里，逼寒外出，邪从汗解；甚则阴阳格拒、呕吐不纳药者，以乌梅丸止呕，继进四逆辈。"

郑氏从脏腑、经络学说解读厥阴病、认识当归四逆汤证，用于临床多验。

（十三）"虾蟆温"案

《素圃医案·伤寒治效》中第29、30案为"虾蟆温"案。案中论及邪入少阳、厥阴之别，厥阴不解、传入少阴之状，可供临证者体会：

"方纯石兄，五月初，两颐肿痛，先为疡科所医，外敷内服，不知何药。至八日见招，肿势将陷，寒热交作。余曰：'此时行之虾蟆温也。'用荆防败毒散二剂，表热随退，肿消大半。不虞少阳之邪，直入厥阴，脉变沉弦，喉痛厥冷，呕吐胸胀。改用当归四逆汤，加附子、干姜、吴萸。坚服三四日，得微汗，喉不痛而呕止。脉起足温尚有微肿。病家以为愈矣，次日往看，肿处尽消，但笑不休。问其所笑何事，答曰：'我亦不知。'脉复沉细，舌有灰苔，已笑半日矣。追思初病，必服凉药，所以少阳传入厥阴。厥阴不解，又传入少阴，少阴寒水，上逼心火，心为水逼，发声为笑。不早治之，将亡阳谵语，不可治矣。幸孙叶两医，以予言不谬，遂用大剂四逆汤，加人参三钱。服后片时，略睡须臾醒，即笑止，一昼夜共服三剂。次日肿处复起，仍用当归四逆汤，加附子、干姜，三四日肿处回阳发痒起皮而解。其时有不解事者，谓予多用姜附而致狂。医难用药，有如此夫！"

"又令眷，隔十数日，两颐亦肿而不痛，若属少阳，则脉当弦数身热。今脉弦细，身不热，亦属厥阴。始终以当归四逆汤加附子、干姜治之。服至半月，方从外解，发热脉浮，身发瘾疹，作痒而愈。彼因未服凉药，故不致内陷呕吐逆冷，而传少阴发笑也。时行虾蟆温一证，稽之前贤治法，皆主少阳，而用辛凉，并无传经之说。然虞天民《医学正传》谓喉痹证不可遽投凉剂，恐上热未除，中寒复生，变为发喘不休，将不可治。又陈若虚《外科正宗》亦云：饥年毋攻时毒。夫饥年指正气虚也。即此二说，则前贤之发明久矣！"

辨证处方，对症下药，当为中医临证之常。然从古至今，临证不辨证而处方者并不少见。某病当用某方，某症当属某证，心中预有成见，舌、脉仅做参考。貌似辨证施治，实与张仲景所倡导之脉证合参千里之隔。

两颈、两颐或肿或痛，脉见弦数，邪在少阳；脉变沉弦，邪入厥阴；脉转沉细，传入少阴。辨证有据，随证用方，如此方为中医临证。

（十四）治疗手足厥寒，为何舍用附子、干姜

当归四逆汤方中没用生姜，更没用干姜、附子，"内有久寒者"则加用生姜、吴茱萸。

附子走窜，温通十二经脉，附子得干姜，温通之力更锐。那么治疗手足厥寒，为何舍用附子、干姜？

清代医家钱潢在《伤寒溯源集》中指出："此条之手足厥寒，即四逆也，故当用四逆汤。而脉细欲绝，乃阳衰而血脉伏也，故加当归，是以名之曰当归四逆汤也。不谓方名虽曰四逆，而方中并无姜、附，不知何以挽回阳气？即有

桂枝，亦不过解散卫邪之药耳。"

或如前说，手足厥寒与四逆有别，治疗也不需要挽回阳气。但毕竟手足厥寒为阳气不达，治用附子温通似也并无不可。

清代医家王子接在《绛雪园古方选注》中指出："当归四逆不用姜、附者，阴血虚微，恐重劫其阴也。"清代医家费伯雄在《医方论》中指出："……虽有寒而不加姜、附者，恐燥烈太过，劫阴耗血也。"

如谈到劫阴耗血，细辛之力不逊于附子。何况方以法成，方中辛温药是否劫阴耗血，取决于辛温通散药与柔养阴血药之间力量的对比、剂量的调配，而并不一定取决于方中是否用或不用某味药。

附子主入肾经，干姜主入脾经，吴茱萸主入肝经。如从脏腑、经络角度考虑，则当归四逆汤主治血虚肝寒，不用入肾、走脾之附子、干姜，似乎很是合理。即使内有久寒者，也首选加入肝之吴茱萸，而不选加干姜、附子。正如当代医家秦伯未在《谦斋医学讲稿》中所讲："本方主治厥阴伤寒，手足逆冷，脉细欲绝，系温肝祛寒、养血通脉之剂。如有久寒者，可加吴萸、生姜，名为当归四逆加吴茱萸生姜汤。一般对肝脏受寒或体用俱虚，惯常用此加减，成为温肝的主方。肝病中用温法，不论逐寒和回阳，不用附子、干姜，而用桂枝、细辛、吴萸、川椒，尤其虚证多用肉桂，因其入肝走血分，能助长生气。"

当然，邪入厥阴，可及太阴，可入少阴；血虚肝寒，也可涉及脾寒、肾寒。《素圃医案》中所用当归四逆汤则每加附子、干姜，活法在人而已。

《桂林古本伤寒论》记载："伤寒，手足厥逆，脉细欲绝者，当归四逆加人参附子汤主之；若其人内有久寒者，当归四逆加吴茱萸生姜附子汤主之。"可参考。

（十五）厥阴寒凝、阳明郁热案

李某，女，34岁，2012年3月6日初诊。

平素月经后期，近5个多月月经未行。喜食冷，大便干。舌质暗红，舌苔白润，脉细弦。

证属肝脾不调、腑实瘀热。治以调和肝脾、通腑逐瘀为法，方用逍遥散合桃核承气汤加减。

处方：柴胡9g，当归12g，赤芍12g，生苍术9g，厚朴9g，陈皮9g，桂枝6g，桃仁12g，生大黄（后下）9g，芒硝（分冲）6g，益母草15g，生甘草3g。5剂，水煎服。

2012年3月11日二诊：服上药后每日便泻2～3次，余无明显变化。上方去芒硝，加牡丹皮15g，5剂，水煎服。

2012年3月16日三诊：大便每日1次，偏稀，月经未至，腹无不适，舌、脉同前。继用丹栀逍遥散加减疏调肝脾、理气活血。

处方：柴胡9g，当归12g，赤芍12g，茯苓12g，生苍术9g，牡丹皮15g，益母草15g，川牛膝9g，薄荷（后下）9g，生甘草3g。5剂，水煎服。

2012年3月21日四诊：月经仍未至。仔细询问，患者喜食冷，食冷脘腹无不适，但从不喜饮。上身不畏寒，但双膝及双小腿畏寒喜捂。仔细思考，莫非证属厥阴寒凝，阳明郁热？试投当归四逆加吴茱萸生姜汤合白虎汤加减。

处方：当归12g，桂枝12g，赤芍12g，细辛3g，川木通3g，吴茱萸3g，制附子（先煎）12g，生石膏（先煎）24g，益母草15g，枳实9g，炙甘草3g，生姜5片，大枣5枚。7剂，水煎服。

2012年3月28日五诊：上方服完4剂后月经来潮，经行较畅，周身也觉舒畅。舌质暗红，舌苔薄白，脉细弦。上方去石膏，继服7剂。

本案不能说是一则好医案，看到患者屡次服药而无效，心中总会生出惭愧。不过，在屡试无效的情况下想到"厥阴寒凝、阳明郁热"，着实让自己很是兴奋。故原案实录于此，聊供读者一瞥。

（十六）当归四逆汤治疗经前期紧张综合征

经前期紧张综合征，中医辨证有虚、实两端。实证多从肝经郁热论治，而肝经寒凝似较少被关注。

李某，女，48岁，2014年8月15日就诊。

近2年来经前10天左右开始乳胀、身冷、失眠，经前1~2天再增头痛，经行则诸症缓解。月经色暗、量少。平素畏风怕冷，不喜饮。纳食可，二便调。舌质淡暗，舌苔薄白，脉细弦。现正值经前期。

证属肝经寒凝，气血失畅。治以暖肝散寒、调畅气血为法，方用当归四逆汤加减。

处方：当归12g，桂枝9g，赤芍15g，细辛3g，川木通3g，生姜9g，吴茱萸3g，川芎9g，炙甘草3g。7剂，水冲服。

服上方，诸症有减轻，服至第6剂经行，月经量较以前稍多。之后每月月经前开始服用上方7剂，连治3月，痊愈。

本案易辨为阳虚寒凝而误用温补。

（十七）当归四逆汤治疗颞颌关节痛

王某，女，42岁，2013年7月19日初诊。

患者以过敏性鼻炎就诊，遇冷则发作性喷嚏、鼻流清涕。纳食可，二便调，汗不多，不喜饮，月经量少。补诉右侧颞颌关节疼痛5年，张口受限。舌质暗红，舌苔白，脉细弦缓。证属阳气虚馁，风寒外侵，治以温阳通络、祛风散寒为法，方用当归四逆汤加减。

处方：当归10g，桂枝6g，赤芍10g，细辛3g，川木通3g，淡附片12g，生姜3g，僵蚕10g，蝉蜕6g，葶苈子10g，蒺藜10g，炙甘草3g。7剂，水冲服。

2013年7月26日二诊：右侧颞颌关节处疼痛缓解，仍有按压痛，患者诉已经可以"张开口了"。喷嚏、清涕减轻。舌、脉同前。上方去葶苈子，继服7剂。

此后以"过敏性鼻炎"就诊，颞颌关节处无不适。

按：本案颞颌关节痛痊愈，似有"歪打正着"之嫌。反思本案，当归四逆汤方对于肝胆经络循行部位之寒痹络阻病变，确有良效。

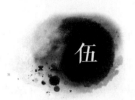

方以理明

——从麻黄加术汤说开来

（一）表实证若见舌苔腻

麻黄汤治疗太阳病，症见恶寒、发热、无汗、头身疼痛、骨节疼痛、脉浮紧。

《伤寒论》中，对舌诊的内容论述较少。从临床实践来看，麻黄汤证舌象应见舌质不红，舌苔薄白不腻。

若患者有上述太阳病之症，而又见舌苔白腻者，麻黄汤可用吗？

舌苔白腻，提示证中夹有湿邪。麻黄汤长于治风、治寒，不长于治疗湿邪。

当然，临证也有湿随风寒同解、用麻黄汤汗出苔减者。但这仅为个例，不可用作常规。

麻黄汤证见苔腻夹湿者，可用《金匮要略》中的麻黄加术汤方。

《金匮要略·痉湿暍病脉证治第二》第20条："湿家身烦疼，可与麻黄加术汤发其汗为宜，慎不可以火攻之。"麻黄加术汤方："麻黄三两（去节），桂枝二两（去皮），甘草二两（炙），杏仁七十个（去皮尖），白术四两。上五味，以水九升，先煮麻黄，减二升，去上沫，内诸药。煮取二升半，去滓，温服八合，覆取微似汗。"

（二）麻黄加术汤治疗"湿家身烦疼"

麻黄加术汤方可用于麻黄汤证夹湿邪者，用麻黄汤开表发汗，白术祛湿。

而《金匮要略》"麻黄加术汤"条文中并未提及"太阳病"，只是极平淡地描述为"湿家身烦疼"。

湿家为有湿之体，身烦疼为表气不通。用麻黄汤加味"发其汗"，可证明其表闭无汗。

也就是说，主症是"身烦疼"，见表闭无汗、有湿邪者，即可用麻黄加术汤。

至于恶寒，可轻可重，可以轻至病者忽视。发热、头身疼痛，可有可无。至于脉象，由于有湿邪的兼夹，不一定会表现为典型之浮紧脉，但脉一定是偏浮、偏实的，不可以偏沉、偏虚。

舌象方面，舌质不可以红，舌苔须偏腻，不可以见黄苔。

当然，病者也不可以有口干喜饮、口苦、咽干等症状。

（三）麻黄加术汤中用白术

《金匮要略》明言："若治风湿者，发其汗，但微微似欲出汗者，风湿俱去也""……汗大出者，但风气去，湿气在。"即治疗风湿在表宜微汗，不可大汗。

关于麻黄配术，后世医家也认为体现了"微汗"之意。清代医家喻嘉言在《医门法律》中指出："而麻黄得术，则虽发汗，不至多汗；术得麻黄，并可行表里之湿，下趋水道，又两相维持也。"

《金匮方歌括》又言："元犀按：身烦疼者，寒湿之邪着于肤表也。肤表实，故无汗；无汗，则邪无从出矣。方用麻黄汤发肤表之汗，以散表寒，又恐大汗伤阴，寒去而湿反不去，加白术补土生液，而助除湿气，此发汗中寓缓汗之法也。"

白术，今人谓其健脾除湿。健脾，即张元素所说"强脾胃"；除湿，即张元素所说"去脾胃中湿"。与其他除湿药相较，"强脾胃"是白术所独有之功效。

麻黄加术汤中原方用白术。但"本草但言术，不分苍、白"（《汤液本草》），"昔人用术不分赤白。自宋以来，始言苍术苦辛气烈，白术苦甘气和，各自施用，亦颇有理"（《本草纲目》）。由此可知，《金匮要略》中所载"白术"并非仲景原文，有后人改动之嫌。

《图经本草》中所云："凡古方云术者，乃白术也。"此说仅供参考。

（四）麻黄加术汤中可用苍术？

麻黄加术汤中可不可以用苍术？

白术甘温，苍术苦温，"苍术别有雄壮之气，以其经泔浸、火炒，故能出汗，与白术止汗特异……苍、白有止、发之异"（《汤液本草》）。单从发汗祛湿功效的角度分析，苍术可助麻黄汤发汗开表，麻黄加术汤中似乎用苍术较白术更为适宜。

也正因为苍术可助汗出，部分医家认为麻黄汤本已为峻汗之剂，加苍术助汗，有失《金匮要略》治疗风湿"微汗"之意。

此类说理似乎很有道理，但对于临床医生来说，通常帮助不大。服用麻黄加术汤是否会"微汗"，并不取决于使用苍术还是白术，而是取决于麻黄汤的用量，汤剂是否热服，以及苍术和白术的剂量比等等。

临床上，医生需要明白的是，麻黄汤中加白术对麻黄汤本身的发汗功效有一定制约作用；麻黄汤中加苍术则对其发汗功效有一定促进作用。因此处方时需把握好方中各药的用量，使治疗目的是"微汗"出。

至于使用白术或苍术，需要看病者是否需要"强脾胃"，是否需要用"甘"药。

当代医家许公岩善于使用苍术、麻黄相配治疗湿邪："通过长期观察运用，并发现两药用量配伍不同，其作用有异。如两药等量使用，临床常见能发大汗；苍术倍于麻黄则发小汗；苍术三倍于麻黄常见尿量增多，有利尿之作用；苍术四倍、五倍于麻黄，虽无明显之汗利作用，而湿邪则能自化。故多年来恒以两药之汗、利、化作用，广泛用于因湿邪引起的一系列的临床湿证。"（《中国名老中医药专家学术经验集》）

（五）"加术"功在"利水"？

《皇汉医学》在论述麻黄加术汤指出："东洞翁本方定义曰：治麻黄汤证之小便不利者。《类聚方广义》本方条曰：治麻黄汤证一身浮肿，小便不利者，随证加附子。"

此类论述属于方证对应内容，如从辨病机角度思考，须辨出风寒湿表实证。

东洞翁之所以提小便不利，是基于对"术"之功效的认识。

吉益东洞在《药征》中指出："术：主利水也。故能治小便自利、不利，旁治身烦疼、痰饮、失精眩冒、下利、喜唾""其利水也，苍胜于白，故余取苍术也。"

我们在临床上，通常取用茯苓利水，取用苍术、白术治湿。水与湿同源，但毕竟是两种不同的邪。麻黄加术汤治疗麻黄汤证伴一身浮肿、小便不利确实有效，是否能反证术具有利水作用？如果加术取其利水，改加茯苓是否可行？

中医学是朴素的，也是深奥的！

从中药的升降特性来看，术升苓降。苍（白）术之升有助于麻黄汤之发散开表，而茯苓之降有碍于麻黄汤之发散开表。因此，麻黄加术汤不可以苓代术。

那么，我们该如何理解麻黄加术汤治疗小便不利的原理？

实际上，此处的小便不利、浮肿皆因表闭而成。表气郁闭一解，周身气机升降出入复常，小便自利。故加"术"功在治湿，而不在"利水"。

（六）从麻黄加术汤到四味羌活汤

"羌活治太阳肢节痛，君主之药也，然非无以为主也，乃拨乱反正之主，故大无不通，小无不入，关节痛非此不治也；防风治一身尽痛，乃军卒中卑下之职，一听军令，而行所使，引之而至；苍术别有雄壮上行之气，能除湿，下安太阴，使邪气不纳，传之于足太阴脾……甘草能缓里急，调和诸药。"

这是王好古《此事难知》中九味羌活汤条下的一段文字。

羌活、防风祛风散寒除湿，开太阳之表，治头、身、关节疼痛，加苍术运脾除湿，甘草调和诸药。四味相合，为九味羌活汤中的四味，笔者名为四味羌活汤。以四味羌活汤治疗"湿家身烦疼"，疗效如何？

临床上，以四味羌活汤治疗"湿家身烦疼"，较麻黄加术汤灵动、效捷。且在同等开太阳之力的情况下，四味羌活汤的燥热之弊小于麻黄加术汤。

从麻黄加术汤到四味羌活汤，是中医临床医学的发展。

当然，麻黄加术汤在治疗"麻黄汤证而一身浮肿、小便不利者"时，是不可以用四味羌活汤替代的。因麻黄加术汤治太阳、治肺兼治脾，而四味羌活汤治太阳、治脾而不治肺。

《汤液本草》中记载，防风入"足阳明胃经、足太阴脾经，乃二经之行经药，太阳经本经药"；羌活为"足太阳经、厥阴经药，太阳经本经药也"；麻黄"入足太阳、手少阴……夫麻黄，治卫实之药，桂枝，治卫虚之药……麻黄为手太阴之剂，桂枝为手少阴之剂"。温习防风、羌活、麻黄、桂枝的归经，有助于我们进一步厘清四味羌活汤与麻黄加术汤的异同。

（七）从四味羌活汤到东垣苍术汤

四味羌活汤可治疗风寒湿表实证。

高建忠

读方与用方

若风寒湿邪痹阻于经络，表证不显，仍可用四味羌活汤。

若风寒湿邪痹阻日久，郁而化热，可在四味羌活汤基础上，加用九味羌活汤中的黄芩，或麻杏苡甘汤中的薏苡仁。

若风寒湿邪痹阻日久化热，湿热较甚，且在下焦，则四味羌活汤加黄芩或薏苡仁又非适宜。李东垣制有苍术汤，可供临证参考。

《兰室秘藏·腰痛门》："苍术汤：治湿热腰腿疼痛。防风（风能胜湿），黄柏（已上各一钱，始得之时，寒也，久不愈，寒化为热，除湿止痛），柴胡（二钱，行经），苍术（三钱，去湿止痛）。上都作一服，水二大盏，煎至一盏，去粗，空心服。"

单从药物组成来看，本方四味药，内含后世方二妙散。近代医家冉雪峰在《冉氏方剂学》中对本方有一段评说："二妙治里之湿热，此方兼治表之湿热，且由里而表，俾湿热有出路。此方出东垣《兰室秘藏》，曰疗腰腿疼痛，是治中下之浊湿可知，故用苍术分量为独多，而方亦即以苍术标名。湿久则郁热，故用黄柏。然细察方制，苍术之除湿，黄柏之胜热，均为单味，而祛风药防风、柴胡，则为复味，所以然者，风能胜湿，亦可散热，二妙得二表药，除湿胜热之力方大。仲景金匮有云，湿家身烦疼，发其汗为宜。彼用麻黄加术，此用二妙加防、柴，其义一也。浊湿中下，病在腰腿，不用渗利以通膀胱，而用宣发以开皮毛，东垣境诣，值得佩服。"

苍术汤证与二妙散证在病位上确有近表、近里之别。方中所用防风、柴胡两味风药，使湿热不从下渗，而从表散，确是李东垣制方过人之处。只是东垣取用两味风药意在升散、行经，与麻黄加术汤意在发汗开表自当有别。

《丹溪治法心要·卷三》记载："治湿热腰腿疼痛，两胁搐急，露卧湿地，不能转侧。苍术汤：苍术、黄柏、柴胡、防风、附子、杜仲、川芎、肉桂，作汤服之。"

本方可看作李东垣苍术汤的临床加减方。

（八）从苍术汤到二妙散

元代医家危亦林在《世医得效方·卷九》中载有苍术散："苍术（米泔浸一日夜，盐炒），黄柏（去粗皮，酒浸一日夜，炙焦）各四两。上剉散，每服四钱，水一盏，煎七分，温服。日进三四服""治一切风寒湿热，令足膝痛，或赤肿，脚骨间作热痛，虽一点，能令步履艰苦，及腰膝臀髀大骨疼痛，令人痿躄，一切脚气，百用百效。"

苍术散在《丹溪心法》中被更名为二妙散，沿用至今。

相对而言，李东垣苍术汤证邪有出表之机，而二妙散证则全无出表之机。此中差异，需医者在临证细细体会。

中医临证，有在辨病机的基础上根据病位用方者，如二妙散即湿热病证在下焦之专方，全方从燥湿清热着眼，治在下焦。举凡病位在下焦之腰痛、膝痛、足痛、下肢痿、下肢皮肤疮疡、淋证、阴肿、妇人带下、男子阳痿等病症，辨证属湿热者，治疗均可首选二妙散为基础方。

倘若湿热病在上焦，是否可用二妙散？尽管有部分医者认为，黄柏可治一身之湿热，但证之临证，二妙散用于上焦湿热效果不佳。

对二妙散的方解，清代医家吴昆在《医方考》中所述较为中肯："湿热腰膝疼痛者，此方主之。湿性润下，病则下体受之，故腰膝痛。然湿未尝痛，积久而热，湿热相搏，然后痛。此方用苍术以燥湿，黄柏以去热。又黄柏有从治之妙，苍术有健脾之功，一正一从，奇正之道也。"

（九）从二妙散到三妙丸、四妙丸

湿热下注于下焦，在清热燥湿的同时，可导引湿热从下渗利而出。后世之三妙丸、四妙丸即为此而设。

清代医家张秉成编著有《成方便读》，书中载有二妙丸、三妙丸、四妙丸：

高建忠 读方与用方

"二妙丸：苍术、黄柏。治湿热盛于下焦，而成痿证者""本方加牛膝，为三妙丸……牛膝补肝肾强筋骨，领苍术、黄柏入下焦而祛湿热也""再加苡仁，为四妙丸……苡仁独入阳明，祛湿热而利筋络。故四味合而用之，为治痿之妙药也。"

但书中并未标明三妙丸、四妙丸的出处。张秉成言："书中各方，出于何人所作，可考者记之，不可考者缺之。"其中三妙丸、四妙丸出处为"不可考者"。

明代医家虞抟，"承祖父之家学，私淑丹溪之遗风"，编有《医学正传》一书，书中载有三妙丸，并明确指出为"祖传方"。书中云："三妙丸：治湿热下流，两脚麻木，或如火烙之热。黄柏四两（切片，酒拌略炒），苍术六两（米泔浸一二宿。细切焙干），川牛膝（去芦）二两。上为细末，面糊为丸，如梧桐子大，每服五七十丸，空心姜、盐汤下，忌鱼腥、荞麦、热面、煎炒等物。"

可以认为，三妙丸、四妙丸两方，是在朱丹溪二妙散的基础上，通过长期的临床实践，对方剂逐步改进、完善的结果。

证之临床，治疗下焦湿热病证，四妙丸的使用频率远高于二妙散。

单从药物组成来看，我们把四妙散和李东垣苍术汤两方做一对比：两方相同的药物是苍术、黄柏，不同的是四妙散用了牛膝、薏苡仁，苍术汤用了防风、柴胡。

牛膝、薏苡仁为降药，导湿外出；防风、柴胡为升药，升阳散湿。湿赖脾运，脾升方可健运，降药不利于脾升。

如着眼于邪气，在苍术、黄柏清热燥湿同时，当加牛膝、薏苡仁导邪外出；如着眼于脏腑（正气），加防风、柴胡有助于脾升。

当然，四妙丸证与苍术汤证各自有别，之所以如此对比两方，主要在于明理。

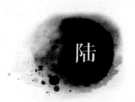

表里气血三焦通治之剂

——防风通圣散漫谈

（一）由大方、复方想到通圣散

医生是患者培养出来的。医患关系的和谐、信任，是医生成长的必需条件。

当我们抱怨良医难觅时，不妨自省一下：是否曾在有意无意地隐瞒病情时、谎报疗效时、迫使医生自保时，不经意间扼杀了良医？只要我们愿意，培养可信赖的、属于自己的良医，是每个人都能做到的。

这一点，山区的农民做得很好。山区的农民会如实告诉自己的医生，吃药后哪些症状轻了，哪些症状重了，哪张处方开对了，哪张处方开错了。甚至会把自己曾经吃过的药方抄给医生，告诉他这张药方有什么作用，会憨厚到把其他医生的药方抄给自己的医生，告诉他某大夫的治疗是无效的，而某处方是有效的……

一日，患者持一效方给笔者，谓该方治疗其子之鼻窦炎，屡用屡效。余视之，乃一大方、复方：

荆芥6g，防风6g，炒苍耳子9g，辛夷9g，白芷9g，川芎9g，桃仁9g，当归9g，赤芍9g，半夏9g，板蓝根12g，酒黄芩15g，酒黄连15g，马勃5g，大黄6g，升麻6g，柴胡6g，炮甲珠9g，甘草6g。水煎服。

19味药，发表、清里，升清、降浊，温通、清泻，散气、行血，看似药味堆砌，隐约秩序井然。

此方虽然非防风通圣散，但笔者由此想到了防风通圣散，以及防风通圣散法。

（二）防风通圣散是治热之方

防风通圣散方出自刘完素的《黄帝素问宣明论方》，原方如下："防风、川芎、当归、芍药、大黄、薄荷叶、麻黄、连翘、芒硝（朴硝是者）以上各半两，石膏、黄芩、桔梗各一两，滑石三两，甘草二两，荆芥、白术、栀子各一分。上为末，每服二钱，水一大盏，生姜三片，煎至六分，温服。涎漱，加半夏半两，姜制。"

《素问病机气宜保命集》中此方为每服一两，荆芥为荆芥穗，且白术、栀子、荆芥穗用量为各二钱半。

防风通圣散不计药引生姜，共17味药，在古方中可谓大方、复方。

该方出自《黄帝素问宣明论方》之"卷三·风门"，且方名中有"防风"二字，常理推测，组方应当以治风药为主。然原方中的祛风药仅有防风、薄荷、麻黄、荆芥，所占比例极少，四药总量竟不及甘草用量。

为什么？

《黄帝素问宣明论方》在"诸风总论"中指出："夫风热怫郁，风大，生于热，以热为本，而风为标，言风者，即风热病也。"《素问玄机原病式》中也指出："凡人风病，多因热甚，而风燥者，为其兼化，以热为其主也。俗云风者，言末而忘其本也。"可见，刘完素在此处所指的风，是指风热，是以热为本，风为标。也就是说，防风通圣散在刘完素笔下是一张治风之方，而实际上是一张治热之方。

那么，刘完素笔下的治热之方又为何方？

《黄帝素问宣明论方》在"热门"中有神芎丸"治一切热证"，其组成为

"大黄、黄芩各二两，牵牛、滑石各四两。上为细末，滴水为丸，如小豆大，温水下十丸至十五丸，每服加十丸，日三服。冷水下亦得，或炼蜜丸愈佳"。并谓"如常服此药，但除肠垢积滞，不伤和气，推陈致新，得利便快，并无药燥搔扰，亦不困倦虚损，颇遂病人心意"。

对比二方，防风通圣散似乎侧重于治疗郁滞之热，神芎丸似乎侧重于治疗积滞之火。

（三）防风通圣散源于凉膈散

在《黄帝素问宣明论方》中，防风通圣散出自"风门"，而凉膈散在"伤寒门"中。

凉膈散"以意加减，退表热"，伤寒"发汗不解，下后，前后无异证者，通宜凉膈散调之，以退其热。两感仿此而已"。

在凉膈散方后加减中，有"咽喉痛，涎漱，加桔梗一两、荆芥穗半两；嗽而呕者，加半夏半两，每服生姜三片同煎；衄血呕血，加当归半两、芍药半两、生地黄一两；淋者，加滑石四两、茯苓一两（去皮）；风眩，加芎半两、石膏三两、防风半两；酒毒，加葛根一两、荆芥穗半两、赤芍药半两、芎半两、防风半两、桔梗半两"的记载。

仔细分析一下，在凉膈散方证的基础上，如果见有咽喉痛、涎嗽而呕、衄血呕血、淋、风眩、酒毒，选加桔梗、荆芥穗、生姜（或再加半夏）、当归、芍药、滑石、川芎、石膏、防风，即成防风通圣散方证（方中尚少麻黄、白术两味）。

凉膈散方出自《太平惠民和剂局方》。原方"治大人、小儿脏腑积热，烦躁多渴，面热头昏，唇焦咽燥，舌肿喉闭，目赤鼻衄，颔颊结硬，口舌生疮，痰实不利，涕唾稠粘，睡卧不宁，谵语狂妄，肠胃燥涩，便溺秘结，一切风壅，并宜服之"。

可见，凉膈散本为治疗"积热"之方，刘完素在此方基础上随证加用了部分分消热邪之药，即成防风通圣散。因此，防风通圣散主治亦当为热证。

刘完素之所以在凉膈散基础上加用分消热邪之药，这与其学术主张有关。

刘完素在学术上提出两条著名论点，即"六气皆从火化"和"五志过极皆为热病"。这里的"火"和"热"，都是由"怫热郁结"而成，治疗重点不在于清火泻热，而在于使"玄府郁结宣通，而怫热无由再作"，故防风通圣散方中所用麻黄、防风、荆芥、薄荷、滑石等药皆为宣通郁结而设。

有趣的是，当刘完素用凉膈散演变出防风通圣散时，同时代的另一位大医张元素也表现出了对凉膈散的兴趣，他也加减出一首新方，即加减凉膈散："易老法：凉膈散减大黄、芒硝，加桔梗，同为舟楫之剂，浮而上之，治胸膈中与六经热。"（见《此事难知》）

同为治疗热证，同以凉膈散方为底方进行加减，而两方之"王道""霸道"之别显而易见。

（四）防风通圣散用于表里三焦俱实者

吴昆在《医方考》中对本方的方解较为精彩："防风、麻黄，解表药也，风热之在皮肤者，得之由汗而泄；荆芥、薄荷，清上药也，风热之在巅顶者，得之由鼻而泄；大黄、芒硝，通利药也，风热之在肠胃者，得之由后而泄；滑石、栀子，水道药也，风热之在决渎者，得之由溺而泄。风淫于膈，肺胃受邪，石膏、桔梗，清肺胃也，而连翘、黄芩，又所以祛诸经之游火；风之为患，肝木主之，川芎、归、芍，和肝血也，而甘草、白术，又所以和胃气而健脾。刘守真氏长于治火，此方之旨，详且悉哉！"

上下、表里分消，气血、三焦同治，充分体现了刘完素治热"不使少有怫郁"（王好古语）的组方用药特点。正如王旭高在《退思集类方歌注》中所言："此为表里、气血、三焦通治之剂。"

当代医家冉雪峰在《冉氏方剂学》中也指出："按此方刘完素用治风热壅盛，表里三焦皆实等证。查此方为通表通里，和气和血，调整二便，疏利三焦之方。药味虽多，秩然不紊，如韩候将兵，多多益善……查河间平生诣力，长于治火，火郁发之，此方内外上下，气分血分，无所不到，意义实为周匝。”

由于方中使用了当归、芍药、白术等药，古人认为本方泻中寓补，泻而不伤正。如喻嘉言在《医门法律》中指出："此方乃表里通治之轻剂，用川芎、当归、芍药、白术以和血益脾。所以汗不伤表，下不伤里，可多服也。"

实际上，方中当归、芍药、白术用量较小，川芎、当归、芍药仅起和血之用，白术有健脾之功，与人参、黄芪、熟地黄、白芍等护正之功自然有别。在大队清泻药中，是不可能做到"汗不伤表，下不伤里"的。

至于所谓本方为"轻剂"，可"多服"，也值得商榷。费伯雄在《医方论》中即指出："虽云通治一切内外诸邪，然必如注中表里三焦俱实者，方可用。否则，硝、黄之峻烈，石膏、滑石之沉寒，寻常之症，岂能堪此？"

证之临证，本方的适应证往往为体壮热实者。至于是否可"多服"、是否为"重剂"，主要取决于用量。

（五）防风通圣散中何药为君

防风通圣散中何药为君，这一问题很少有学者探讨。

从原方组成分析，方中用量最大者是滑石，为三两；其次是甘草，为二两。其他药用量俱不超过一两。

从药量而言，尽管我们不能得出方中滑石为君的结论，但防风通圣散中确实是以滑石、甘草为主要药物的。

刘完素以火热立论，治热倚重于滑石、甘草。在他的笔下，滑石、甘草按一定比例组合，则为益元散方。

《素问玄机原病式》中指出："且如一切怫热郁结者，不必止以辛甘热药能开发也，如石膏、滑石、甘草、葱、豉之类寒药，皆能开发郁结。以其本热，故得寒则散也""如世以甘草、滑石、葱、豉寒药发散甚妙。是以甘草甘能缓急，湿能润燥；滑石淡能利窍，滑能通利；葱辛甘微寒；豉咸寒润燥。皆散结、缓急、润燥、除热之物。因热服之，因热而玄府郁结宣通，而怫热无由再作，病势虽甚而不得顿愈者，亦获小效而无加害尔。此方散结，无问上下中外，但有益而无损矣。结散之方，何必辛热而已耶！"

《黄帝素问宣明论方》在益元散方下指出："此药是寒凉解散郁热，设病甚不解，多服此药无害，但有益而无损……此热证之仙药也，不可厥之……此药泛常多用，虽为效至大，俗以病异药同，将为妄行，反招侮慢……"

刘完素对益元散的推崇，几乎到了无以复加的地步。后学者每认为刘完素最得意之方为防风通圣散。然笔者认为，也许刘完素本人最欣赏、最应手的方是益元散。

我们似乎也可以认为，防风通圣散是由益元散合凉膈散加减而来，而主方是益元散。

有意思的是，防风通圣散中，滑石、甘草用量已是最大，但刘完素仍嫌其不足。于是，又把防风通圣散与益元散合方使用，这就是后人熟知的双解散方。

《黄帝素问宣明论方》："双解散：治风寒暑湿，饥饱劳役，内伤诸邪所伤，无问自汗、汗后杂病，但觉不快，便可通解得愈。小儿生疮疹，使邪快出，亦能气通宣而愈。益元散七两，防风通圣散七两。上二药，一处相和，名为双解散……搅匀，每服三钱，水一盏半，入葱白五寸、盐豉五十粒、生姜三片，煎至一盏，温服。"

双解散中，滑石、甘草占了绝对多量。

后世温病学家对双解散较为推崇，清代医家杨栗山称治疗两感温病"以双解为第一方"。

杨栗山把双解散与麻黄附子细辛汤相提并论。《伤寒温疫条辨》记载："且伤寒两感，麻黄附子细辛汤主之，此仲景伤寒两感之治法；温病两感双解散主之，此河间补仲景温病两感之治法。此二方者，乃辨温病与伤寒、发表攻里两感异治之要诀也。世之以温病为伤寒、以伤寒方治温病者，观此能勿悔心乎。"

杨栗山在双解散的基础上又制出增损双解散。《伤寒温疫条辨》记载："予谓麻黄性大热，冬时正伤寒发汗之要药也。温病乃杂气中之一也，断无正发汗之理，于法为大忌，即河间亦未言及。不如易僵蚕、蝉蜕得天地清化之气，以涤疫气，散结行经，升阳解毒。且郁热伏于五内，伤损正气，胀闷不快，川芎香窜，走泄真元，白术气浮，填塞胃口，皆非温病所宜，不如易黄连、姜黄辟邪除恶，佐归、芍凉血散郁以退蒸，则心肝和而风火自熄矣，因名增损双解散。"方后并附医案一则："戊寅四月，商邑贡生刘兆平，年八旬，患温病，表里大热，气喷如火，舌黄口燥，谵语发狂，脉洪长滑数，予用原方治之，大汗不止，举家惊惶，急易大复苏饮一服汗止，但本证未退，改制增损双解散方，两剂而病痊。因悟麻黄春夏不可轻用，因悟古方今病不可过执也。所以许学士有云：读仲景之书，学仲景之法，不可执仲景之方，乃为得仲景之心也。旨哉斯言。"

案中所谓"原方"即双解散方。

应该说，刘完素从郁热立论，杨栗山从伏气温病立论，杨栗山所论是对双解散方使用的发展，不存在是与非的问题。

（六）易水学家的评议

传承和发扬"易水学派"学说的王好古，对刘完素有公允且较高的评价："刘氏用药，务在推陈致新，不使少有怫郁，正造化新新不停之义。医而不知此，是无术也。"（见《此事难知》）

按理说，王好古是熟悉河间学说的，也应当熟悉防风通圣散方。但在王好古所著书籍中，并未引用防风通圣散方，只是在《医垒元戎》中有"海藏通圣散评议"一文。尽管文中似乎并非专指防风通圣散一方，但对于防风通圣散一方的认识，颇有助益，今录之于下：

"通圣散治杂病最佳，治伤寒、伤风有失，其故何也？防风、麻黄、葱、豉，汗也；大黄、芒硝，下也；栀子、滑石，利小便也。经云：发表攻里，本自不同，故发表不远热，攻里不远寒。仲景云：当汗而反下者逆也，当下而反汗者亦逆也。又云：桂枝下咽，阳盛则毙；承气入胃，阴盛乃亡。既有汗药而复有下药，发表攻里合而并进，有失古人用药之本意……在太定间，此药盛行于世而多效，何哉？当时虽市井之徒，口腹备，衣著全，心志乐，而形不苦，虽然用凉亦多效而少失。如今之时，乃变乱之余，齑盐糟糠有所不充，加以天地肃杀之运五十余年，敢用凉药如平康之世耶？故多失而少效。有如仲景用桂枝当汉之末也，韩祗和解桂枝当宋之隆也，其时世之异，不可不知也。兼药犯三禁：伤风不宜汗而汗之，一也；伤寒不宜下而下之，二也；小便不宜重利而利之，三也……"

把治杂病与治伤寒、伤风区别对待，这是王好古的过人之处。治伤寒、伤风须分表里先后，须汗、下适宜。防风通圣散发表攻里，先后不别，主次不分，故不足取。而防风通圣散治疗杂病，重在畅通表里气血，无须分表里先后，故"治杂病最佳"。

也许王好古如此评议并非完全恰当，防风通圣散用于外感病表里同病者，确有良效。但，临床必须面对的事实是：医者只有分清表里先后，才有可能恰到好处地使用类似于防风通圣散这样的复方治疗外感病，并且必须做到依据表里先后进行对证加减。倘若执复方却不明加减，往往成事少而败事多。

事实上，王好古应该是非常不赞成防风通圣散、双解散这类处方的。因为易水学派特别注重对临床药物学的研究、对脏腑经络的研究，处方用药特别讲究，处方中对药物的取舍、剂量的增减是极其审慎的。这一点，河间学派实在是望尘莫及。

至于文中提到天地之运气、社会环境之变更，这对医者用方的影响确实很大。但具体到临床中，据证用方是始终不变的总则。

读易水学派另一大家罗天益的《卫生宝鉴》，见其也有类似论述，录之供参考：

"近世用双解散，治风寒暑湿，饥饱劳逸，殆无此理。且如风邪伤卫，必自汗而恶风；寒邪伤荣，必无汗而恶寒。又云：伤寒伤风，其证不同。中暑自汗，必身热而气虚；中湿自汗，必体疼而沉重。且四时之气，更伤五脏，一往一来，未有齐至者也。饥则损气，饱则伤胃，劳则气耗，逸则气滞。其证不同，治法亦异。盖劳者温之，损者补之，逸者行之，内伤者消导之。今内外八邪，一方治之，有此理乎？《内经》云：调气之方，必别阴阳，内者内治，外者外治。故仲景云：且除其表，又攻其里，言仍似是，其理实违。其是之谓欤！"

（七）防风通圣散可"防风"？

民间有一句俗语："有病无病，防风通圣。"说明防风通圣散用途广泛，既可治病，又可防病。

部分地方有一习俗：春季天气转热时服防风通圣散，则当年不易得"火"病。

防风通圣散有"防风"之功，可用于预防中风。如《仁斋直指方论》中指出："夫圣人治未病之病，知未来之疾，此甚良也。其中风者，必有先兆之证：觉大拇指及次指麻木不仁，或手足少力，或肌肉微掣者，此先兆也，三年内必有大风之至。经云：急则治其标，缓则治其本。宜调其营卫，先服八风散、愈风汤、天麻丸各一料为效。宜常服加减防风通圣散预防其病，则风疾不作而获其安矣。"

应该说，防风通圣散具有通畅表里气血之功，气血和畅，身体自然康健。基于这一点，防风通圣散确有防病之功。但用其防病的前提是，服药者必须元气不亏，身体壮实，平素腠理闭密且腑气不畅者。倘若误用于元气不足之人，或表气不密易汗者，或里气虚寒便溏者，不仅不能防病，甚至足以加病。尝见有"惊蛰"服防风通圣丸，本欲防病，然药后纳减、腹胀、便溏，终致就诊者。

明代医家薛立斋在《内科摘要》中载一案："州判蒋大用，形体魁伟，中满吐痰，劳则头晕，所服皆清痰理气。余曰：中满者，脾气亏损也；痰盛者，

高建忠 读方与用方

脾气不能运也；头晕者，脾气不能升也；指麻者，脾气不能周也。遂以补中益气加茯苓、半夏以补脾土，用八味地黄以补土母而愈。后惑于《乾坤生意方》云：凡人手指麻软，三年后有中风之疾，可服搜风、天麻二丸，以预防之。乃朝饵暮服，以致大便不禁、饮食不进而殁。愚谓预防之理，当养气血、节饮食、戒七情、远帏幕可也。若服前丸以预防，适所以招风取中也。"

治病须辨证，防病也须辨证。

（八）案中品读防风通圣散

古人说："读书不如读案。"品读前人医案，是向前人学习临床的最好方法之一。

《谢映庐医案》中载有一则非常精彩的防风通圣散案例："姜德华之子，二岁。潮热不退，胸紧气促。诸医用尽柴、前、陈、半、枳、桔、芩、连之属，毫无一效。遂尔手足抽掣，角弓反张，烦扰啼哭，夜间尤甚。灯火汤药，杂投无数，皆言已成惊风必死之症。德华来寓邀治。视其体肥面白，唇焦齿燥，舌苔灰白，粘涎满布，舌尖略有红刺，胸紧气促，七窍干燥，小水短赤，大便通而不燥，潮热异常，四肢指尖微冷。细详此症，乃风、热、痰三字合为病也。览前医之药颇是，何故更加抽掣反张也，此中宜急讲矣。夫医只执迷清火化痰之方，而不知有下痰泻热之法。盖柴胡发散，而于驱风无益。陈、半、枳、桔，虽称化痰，今施风热之证，岂非愈燥痰涎乎。芩、连只能清火，却无泻热磨刮之功。延缠日久，风无出路，痰愈胶粘，而热愈甚。小儿筋骨柔脆，身中风热既久，津液必然受灼，机关愈阻，经络如焚，安得不为抽掣反张耶。考古惟防风通圣散正为分清表里，兼能驱风泻热，使风仍从外解，热从下出，其痰不治自除，其风不截自止。定见如是，直许可治。姑与通圣散，开水调灌，大解一次，其哭稍定，反张略止。随进通圣散，方除麻黄、白术，加蒌仁、槟榔，二剂，遂下胶痰数块如鸡子大，粘结腥臭异常，乃身中津液痰涎，愈蒸愈结之物也。病随药愈，众称神治。此症小儿颇多，皆由在表失表，在里

陆——表里气血三焦通治之剂——防风通圣散漫谈

一三一

失里，延缠多日，遂成此候。医者病家多执牛黄、苏合、抱龙等丸，外用灯火乱烧，概不知此取用。余治斯疾，颇有所悟。今录之，可为小儿另开生门之法。"

小儿外感病，大便秘结而舌红苔燥者治疗最易，往往一泻而愈。而当医者获知"大便通而不燥"时，往往会舍弃泻下一法。而本案之治愈，全赖泻下，泻下"胶痰数块如鸡子大，粘结腥臭异常"，这是病愈的关键。

读本案，我们可以进一步明确：防风通圣散发表清里，发表必用辛温，是不可以用柴胡类辛凉药取代的；清里必用泻下，是不可以用单纯清热取代的。

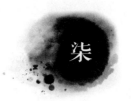

清轻上达，芳香透利

——苍耳子散漫谈

（一）苍耳子散出处与组成

记得上《中药学》课时，老师让大家记住治疗鼻渊的"四大要药"：苍耳子、辛夷、白芷、细辛。上临床课时，学到了治疗鼻渊的一张名方：苍耳子散。当时对苍耳子散的组成是这样记忆的：治疗鼻渊的四大要药，去掉最热的一味，即细辛，加辛凉解表药中表散力最强的一味，即薄荷。

苍耳子散又名苍耳散，出自南宋医家严用和所撰《严氏济生方》。

《重辑严氏济生方》载："苍耳散（《续方》）：治鼻流浊涕不止，名曰鼻渊。辛夷仁半两，苍耳子（炒）二钱半，香白芷一两，薄荷叶半钱。上并晒干，为细末，每服二钱，用葱、茶清，食后调服。"

严格来说，苍耳子散由六味药组成，而不是四味药。

（二）苍耳子散为"泻火之剂"

从苍耳子散的组成来看，方中有四味辛温药：苍耳子、辛夷、白芷、葱白，另两味药性凉，但在方中所占剂量比例较小。通常我们会认为本方所治证当为风寒证，或以风寒证为主。但读清代医家汪昂所著的《医方集解》，发现本方既不在"发表之剂"中，也不在"祛风之剂"中，而是在"泻火之剂"中。

为什么？

汪昂在"泻火之剂"开篇对"火"有一段概括性论述："火者，气之不得其平者也。五脏六腑，各得其平，则荣卫冲和，经脉调畅，何火之有？一失其常度，则冲射搏击而为火矣。故丹溪曰：气有余便是火也……诸病之中，火病为多，不可以不加察也。有以泻为泻者，大黄、芒硝、芩、连、栀、柏之类是也；有以散为泻者，羌、防、柴、葛升阳散火之类是也；有以滋为泻者，地黄、天冬、玄参、知母之类，壮水之主以制阳光是也；有以补为泻者，参、芪、甘草，泻火之圣药是也。"

很明显，这种对火的认识和治疗，是对"金元医学"的传承。如果要把苍耳子散归类，应当归入"以散为泻者"之中。如此解读苍耳子散为"泻火之剂"，于理可通。

汪昂对苍耳子散的方解："此手太阴、足阳明药也。凡头面之疾，皆由清阳不升、浊阴逆上所致。白芷主手足阳明，上行头面，通窍表汗，除湿散风。辛夷通九窍，散风热，能助胃中清阳上行头脑。苍耳疏风散湿，上通脑顶，外达皮肤。薄荷泄肺疏肝，清利头目。葱白升阳通气，茶清苦寒下行。使清升浊降，风热散而脑液自固矣。"

从清升浊降做解，苍耳子散具有很好的升清阳、通清窍、散风邪之功。

（三）苍耳子散功专辛通透利

或问，苍耳子散主要由辛温药组成，也可以说是以辛温药为主，合辛凉药组成。那么，为什么本方不能归入"发表之剂"？换句话说，本方与"发表之剂"区别何在？

汪昂在"发表之剂"开篇也有一段概括性论述："发表，升之、散之、汗之也。表者，对里而言也。三阳为表，三阴为里，而太阳为表之表，阳明为表之里，少阳为半表半里也。邪之伤人，先中于表，以渐而入于里，始自太阳，以及阳明、少阳，乃入阴经，由太阴、少阴以及厥阴，六经乃尽也。治病者当及其在表而汗之散之，使不至于传经入里，则病易已矣……"

可见，"发表之剂"是针对六经之表证而设。苍耳子散所治证与六经之表证有别。

近代医家冉雪峰在《冉氏方剂学》中将苍耳子散归于"宣通剂"中，并言："查此方清轻上达，芳香透利。义取冲动，故用辛夷为独多；不求外发，故用薄荷为独少，用薄荷以佐苍耳，上达之力更优；用白芷以佐辛夷，透利之功更大……此方既能通肺气，又可达巅顶……此方则清轻而兼辛通矣。"

不求外发，功专辛通透利，是本方与发表之剂的主要区别所在。

言及于此，则张景岳所谓"凡由风寒而鼻塞者，以寒闭腠理，则经络壅塞而多鼽嚏，此证多在太阳经，宜用辛散解表自愈……"（见《景岳全书》），这类认识是值得商榷的。

笔者在临床上取苍耳子散辛通透利之功，常作为通窍专方使用。除治疗鼻渊外，尚用于治疗鼻窒、鼻鼽、鼾症、耳胀、耳闭、头痛等病症。

（四）苍耳子散主治鼻渊

苍耳子散主治鼻渊。

《内经》云："鼻渊者，浊涕下不止也。"浊涕量多，临床辨证多属热证，《内经》又云："诸转反戾，水液浑浊，皆属于热。"何况，《内经》中也明言："胆移热于脑，谓之辛颏鼻渊。"尽管汪昂在《医方集解》中把苍耳子散解读为"以散为泻者"，但在临床使用中，很多医家发现以苍耳子散治疗热证，常有以热增热之弊。

张景岳在《景岳全书》中指出："鼻渊证，总由太阳督脉之火，甚者上连于脑而津津不已，故又名为脑漏。此证多因酒醴肥甘，或久用热物，或火由寒郁，以致湿热上蒸，津汁溶溢而下，离经腐败，有作臭者，有大臭不堪闻者。

河间用防风通圣散一两，加薄荷、黄连各二钱以治之。古法有用苍耳散治之者。然以余之见，谓此炎上之火而治兼辛散，有所不宜，故多不见效。莫若但清阴火而兼以滋阴，久之自宁，此即高者抑之之法，故常以清化饮加白蒺藜五钱或一两、苍耳子二三钱……"

清化饮见于张景岳"新方八阵"中，组成为：芍药、麦冬各二钱，丹皮、茯苓、黄芩、生地各二三钱，石斛一钱。

张景岳不明郁火应治以辛散，故有此论。但论中所提及"炎上之火""阴火"治须"高者抑之"者，若治以升散之剂，足可误事，临证中也须注意。

王子接在《绛雪园古方选注》中提到："经言'胆移热于脑，则为鼻渊'，是胆热为病之本矣。余谓前方与黄芩、鲜生地、天麦冬同用，以清胆热，亦治本之理！"可谓从临证中得来。

临证体会，以苍耳子散加减治疗鼻渊，如涕浊量多尤其色黄者，所处方剂应当偏于凉性，否则有使病情加重之弊。

（五）升清降浊治鼻渊

清代医家张秉成在《成方便读》中谈到苍耳子散时指出："然此方总嫌其升散之药多，苦降之药少，不如用藿香叶净末，猪胆汁泛丸服之愈为妙也。"

藿香伍胆汁为丸，即治疗鼻渊又一名方：藿胆丸。藿胆丸在《医宗金鉴》中名奇授藿香丸："藿香连枝叶八两。研细末，雄猪胆汁和丸，如梧桐子大。"服法为"每服五钱，食后苍耳子汤下，或黄酒送下"。该方主治鼻渊，"此证内因胆经之热，移于脑髓，外因风寒凝郁火邪而成。鼻窍中时流黄色浊涕，宜奇授藿香丸服之"。

笔者在治疗鼻渊时，每用苍耳子散，合藿胆丸加减。苍耳子散中苍耳子有毒，个别患者服用后有胃脘不适甚至呕吐的现象，以藿香易之则无此反应。薄荷需后下，个别患者煎药时常忘记后下，笔者通常易以蔓荆子。苍耳子散中的苦降之品茶清，与藿胆丸中的胆汁皆取用不便，笔者常用黄芩易之，或加龙胆

高建忠
读方与用方

草。这样取舍，就组成了笔者治疗鼻渊的一张常用方：藿香、辛夷、白芷、蔓荆子、黄芩、龙胆草，笔者为其取名为升清降浊汤。

在使用升清降浊汤时，需根据病情随证加减，灵活变通。如头痛明显，加川芎、生石膏；浊涕黄绿，加柴胡、栀子；浊涕黄白，去龙胆草，加生薏苡仁、鱼腥草；喷嚏频发，去龙胆草加僵蚕、蝉蜕、葶苈子；咽干、咽痛，加桔梗、射干；痰多、咽喉不利，加桔梗、浙贝母、全瓜蒌；小儿食积，舌苔厚腻，加焦山楂、炒莱菔子；大人酒积，舌苔厚腻，加焦山楂、炒莱菔子、葛根、黄连；脾虚不健，加白术、鸡内金……

当然，除药物的加减使用外，药物剂量的调配也极为重要。方以示法，总须活用。

如治疗解某，男，17岁，2011年10月23日初诊。

主诉鼻塞、浊涕量多3个多月。静脉滴注抗生素、口服中成药治疗效果欠佳。诊见：鼻塞，浊涕量多，涕呈黄色或黄绿色，嗅觉减退，头闷、头痛以前额部较甚，影响学习。痰黏不利，常喜清咽，纳食欠佳，大便偏干。舌质暗红，舌苔薄腻黄白，脉弦缓。

证属浊热阻滞清窍，清阳不能上走。治以升清降浊、祛邪通窍为法，方用升清降浊汤加减。

处方：藿香12g，辛夷（包煎）12g，白芷12g，蔓荆子9g，黄芩12g，龙胆草3g，桔梗12g，射干12g，浙贝母12g，炒莱菔子12g，全瓜蒌15g。4剂，水煎服。

2011年10月27日二诊：服上药后，鼻塞有所减轻，浊涕减少，色转黄白。上方去龙胆草，加生薏苡仁12g，7剂，水煎服。

2011年11月3日三诊：时有吸鼻，纳食欠佳，余症俱已消除。舌苔薄白，脉细缓。治疗转向健脾和胃为主。

处方：生白术12g，鸡内金12g，焦山楂12g，辛夷（包煎）12g，白芷12g，黄芩12g，生薏苡仁15g。14剂，水煎服。

药后纳食明显好转，鼻无不适，停药。

（六）苍耳子散有辛香耗散之弊

苍耳子散具有很好的通窍之功，诸多鼻病表现为清窍不畅者，使用或合用苍耳子散往往可以取得快捷的疗效。但，越是名方、效方，也越容易被医者过用、滥用。得效，并不全部意味着方证对应，尤其对于慢性鼻病而言。

尝读陈士铎所著《辨证奇闻》，见有治疗鼻渊之"取渊汤"一方："辛夷二钱，当归三两，柴胡、贝母一钱，炒栀子三钱，玄参一两。"方中当归用三两，玄参用一两，而辛夷仅用二钱。方后谓："盖辛夷最入胆，引当归补脑气，引玄参泻脑火……辛夷耗散，非可常用，故乘其引导，大用当归补脑添精，倘后减辛夷，即重用无益……"

当代医家凌云鹏在《临诊一得录》中写道："取渊汤为陈远公所创，陈氏制方多奇特，学术上亦多独创新见，且其疗效则确如所论……辛夷入肺胃气分，助清阳上行通于头脑，其性走窜，本方用为引药，以领诸药直达肺脑而发挥其作用……辛夷为方中引药，究属耗散精气之品，不宜多服，且不利于久病致虚之辈，原方剂量似较重，爰减为三克投治，亦觉不逊疗效……"

通过对取渊汤方的学习，笔者注意到治疗鼻渊，辛夷似为必用之品，但不可多用。进一步思考，苍耳子散方也属于上行、走窜之品，有耗散正气之弊，既为治疗鼻病常用之方，也为慎用之剂，不可过用、滥用。

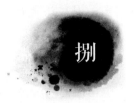

消食强胃枳术丸

——枳术丸漫谈

（一）枳术丸治疗饮食内伤

李东垣《内外伤辨惑论》一书之立论，从"论阴证阳证"开始，提出临证当明辨内伤、外感，"所谓差之毫厘，谬以千里，可不详辨乎"？进一步接以"饮食劳倦论"，指出内伤病的发生是因于饮食、劳倦损伤胃气，阴火内生，"苟饮食失节，寒温不适，则脾胃乃伤；喜怒忧恐，劳役过度，而损耗元气。既脾胃虚衰，元气不足，而心火独盛，心火者，阴火也……火与元气不能两立，一胜则一负"。内伤病的治疗当以补中、升阳、泻阴火为大法，"惟当以甘温之剂，补其中，升其阳，甘寒以泻其火则愈"，随后方药接以补中益气汤及"四时用药加减法"。（见《内外伤辨惑论》）

补中益气汤为治疗内伤脾胃的代表方剂。

读《丹溪心法》之"内伤五十三"，开篇即言："东垣《内外伤辨》甚详，世之病此者为多。"而引起笔者注意的是该篇"附方"中附以两方：补中益气汤和枳术丸。

内伤篇附以补中益气汤为意料之中。然而在补中益气汤之外，既没有选用清暑益气汤、升阳益胃汤、沉香温胃丸，也没有选用补脾胃、泻阴火的升阳汤、升阳散火汤、葛花解醒汤等方，而单单选用了枳术丸方，这是为什么？

补中益气汤侧重于治疗劳倦内伤，枳术丸侧重于治疗饮食内伤。枳术丸与补中益气汤共同构建起李东垣内伤脾胃学说的方药体系。

由此可见，丹溪可谓知东垣者。

明代医家王纶在《明医杂著》中写道："……故洁古制枳术之丸，东垣发脾胃之论，使人常以调理脾胃为主，后人称为医中王道，厥有旨哉！"把枳术丸并入"医中王道"的体系之中。

（二）枳术丸出处

枳术丸出自李东垣的《内外伤辨惑论》："易水张先生枳术丸：治痞，消食，强胃。白术二两，枳实（麸炒黄色，去穰）一两。上同为极细末，荷叶裹烧饭为丸，如梧桐子大，每服五十丸，多用白汤下，无时。"

枳术丸为张元素"课徒"之方。

《内外伤辨惑论·卷下》言："易水张先生，尝戒不可用峻利食药，食药下咽，未至药丸施化，其标皮之力始开，便言空快也，所伤之物已去；若更待一两时辰许，药尽化开，其峻利药必有情性，病去之后，脾胃安得不损乎？脾胃既损，是真气元气败坏，促人之寿。当时说下一药，枳实一两，麸炒黄色为度，白术二两，只此二味，荷叶裹烧饭为丸。以白术苦甘温，其甘温补脾胃之元气，其苦味除胃中之湿热，利腰脐间血，故先补脾胃之弱，过于枳实克化之药一倍。枳实味苦寒，泄心下痞闷，消化胃中所伤。此一药下胃，其所伤不能即去，须待一两时辰许，食则消化，是先补其虚，而后化其所伤，则不峻利矣。当是之时，未悟用荷叶烧饭为丸之理，老年味之始得，可谓神奇矣。荷叶之一物，中央空虚，象震卦之体。震者，动也，人感之生足少阳甲胆也；甲胆者风也，生化万物之根蒂也……荷叶之体，生于水土之下，出于秽污之中，而不为秽污所染，挺然独立。其色青，形乃空，清而象风木者也。食药感此气之化，胃气何由不上升乎？其主意用此一味为引用，可谓远识深虑，合于道者也。更以烧饭和药，与白术协力，滋养谷气而补令胃厚，再不至内伤，其利广矣大矣！"

（三）枳术丸源于枳术汤

《金匮要略·水气病脉证并治第十四》中有枳术汤："心下坚，大如盘，边如旋盘，水饮所作，枳术汤主之。枳术汤方：枳实七枚，白术二两。上二味，以水五升，煮取三升，分温三服，腹中软即当散也。"

病位在心下，症状为痞积如盘，病机为饮停气滞。治疗以枳实苦泻消痞、降气破积为主，合以白术健脾化饮。

王好古在《阴证略例》中指出："枳术丸：本仲景汤也，易老改丸。治老幼虚弱，食不消，脏腑软。"

清代医家张璐在《张氏医通》中指出："东垣枳术丸，本仲景枳术汤，至晚年道进，用荷叶烧饭为丸，取留滓于胃也。太无曰：金匮治水肿心下如盘，故用汤以荡涤之；东垣治脾不健运，故用丸以缓消之。二方各有深意，不可移易。"

可以肯定，枳术丸源于枳术汤，但二方的主治已全然不同。仲景的枳术汤治饮、治气、治积，而易老的枳术丸治虚、治食、治痞。

（四）治疗饮食所伤，贵在强人胃气

治疗饮食所伤，如单纯着眼于邪实，即食积，我们通常会选用平胃散、保和丸、小承气汤或大承气汤等方，药物常用"焦四仙"、牵牛子等。

显然，枳术丸与上述用药有别，此方重用白术为君，着眼于正气，即"胃气"（脾胃之气）。正如李东垣所说："白术者，本意不取其食速化，但久令人胃气强实，不复伤也""夫内伤用药之大法，所贵服之强人胃气，令胃气益厚，虽猛食、多食、重食而不伤，此能用食药者也。"

治疗的目的不仅仅是"化其食"，更重要的是"不复伤"，此即"易水学派"所倡导的用药境界，即"王道法"之境界。大而言之，医生治病用药的目的不仅仅是缓解眼前之病痛，更重要的是使病人成为一个健康的人。

食欲，为人之第一欲望。随着生活条件的改变，饮食结构的变化，饮食所伤致病者日益普遍，很多小儿病、老年病都与饮食所伤有关。李东垣当时即指出："内伤饮食，付药者，受药者，皆以为琐末细事，是以所当重者为轻，利害非细。"时至今日，对内伤饮食病变的认识和治疗，远没有受到医者应有的重视。

方中泻实治痞选用了枳实，消食强胃选用了白术。

枳实治痞，为仲景手法；白术强胃，是仲景没有用过的。

李东垣书中"脾""胃"多互称，此处所谓的"胃气"指脾胃之气、中气。

《神农本草经》载"术"有"消食"之功，清代医家张志聪在《本草崇原》中指出："（白术）消食者，助脾土之转运也。"

清代医家黄宫绣在《本草求真》中指出："白术味苦而甘，既能燥湿实脾，复能缓脾生津。且其性最温，服之能健食消谷，为脾脏补气第一要药也……故同枳实则能治痞，同黄芩则能安胎……"

王好古在《汤液本草》"白术"条下写道："洁古又云：非白术不能去湿，非枳实不能消痞。"

张元素在《医学启源》中指出，白术"其用有九"，其中功用之一便是"强脾胃，进饮食"。

总其要言之，白术功在健脾，其消食、去湿等功效都是在"健脾"这一大功效上派生出来的。

明代医家张景岳在《景岳全书》中指出："洁古枳术丸，以白术为君，脾得其燥，所以能健。然佐以枳实，其味苦峻，有推墙倒壁之功，此实寓攻于守之剂。惟脾气不清而滞胜者，正当用之。若脾气已虚，非所宜也。今人不察，相传为补脾之药，而朝吞暮饵，或以小儿瘦弱而制令常服，则适足以伤其气助其瘦耳，用宜酌也。"

按景岳此说，那"脾气已虚"者该用何药？自然非参（人参或党参）莫属。景岳在此处引出了人参（党参）与白术之区别。

区别何在？

一在补脾，一在健脾。

景岳此论之"惟脾气不清而滞胜者正当用之"，可谓说中要害，有得之言。只是拘于"虚则补之"的思维条框，不相信本方有补脾之功，且小儿瘦弱者可常服。

中医临证，需要理法方药俱备。理法方药之上，更需要一种境界，一种认识上的境界。以张景岳为代表的明清"温补学派"，在理法方药方面，为中医做出了巨大的贡献。我们在学习其理论和临证的同时，也应该注意到其整体认识的高度。

"虚则补之"，气虚用人参补气，血虚用当归补血，阴虚用熟地黄补阴，阳虚用鹿茸补阳。脾虚补脾，肾虚补肾，心虚补心，肝虚补肝。没有人会怀疑这样做的合理性，中医临床本当如此。

"虚则补之"没有错，但使虚得补可以有两种方法，一种是上述的气虚补气、阴虚补阴之直接补；另一种是解决引起虚证的原因，促使自身功能恢复正常，如气血生化于中焦，那我们可以通过调节胃纳脾运来治疗气虚证、血虚证。

自然，在认识高度上，后一种治法要高于前一种治法。

说到这里我们就能明白，人参可以治疗气虚，白术也可以治疗气虚，只是治疗途径有别。枳术丸治痞，也可以"补脾"，瘦弱小儿久服可以开胃健脾长肌肉，只是张景岳不能理解。

（五）活用枳术丸治疗饮食内伤

李东垣目睹时医治疗内伤饮食，或以"集香丸、巴豆大热药之类下之"，或用"大黄、牵牛二味大寒药投之"，虽大便通下而重伤元气，转为虚损，

"暗里折人寿数"。故而提出治疗内伤饮食，当根据所伤之物，分经用药，"其所伤之物，寒热温凉，生硬柔软，所伤不一，难立定法，只随所伤之物不同，各立治法，临时加减用之"。同时，"更加升发之药，令其元气上升"，治疗的结果是"使生气增益，胃气完复"。

基于"指迷辨惑"之用心，李东垣以枳术丸为主方，"随证立方"，为我们示范了临证如何活用枳术丸治疗内伤饮食。

枳术丸加橘皮为橘皮枳术丸，"治老幼元气虚弱，饮食不消，或脏腑不调，心下痞闷"，并指出"此药久久益胃气，令人不复致伤也"；

枳术丸加神曲、大麦蘗为曲蘗枳术丸，"治为人所勉劝强食之，致心腹满闷不快"；

枳术丸加木香为木香枳术丸，"破滞气，消饮食，开胃进食"；

枳术丸加半夏为半夏枳术丸，"治因冷食内伤"；

枳术丸加黄芩、黄连、大黄、神曲、橘皮为三黄枳术丸，"治伤肉食湿面辛辣厚味之物，填塞闷乱不快"；

枳术丸加神曲、黄芩、萝卜子、红花，白术减半，为除湿益气丸，"治伤湿面，心腹满闷，肢体沉重"；

枳术丸加大黄、神曲、茯苓、黄芩、黄连、泽泻，白术减量，为枳实导滞丸，"治伤湿热之物，不得施化，而作痞满，闷乱不安"；

枳术丸加半夏、神曲、橘皮、黄芩、白矾，白术减量，为白术丸，"治伤豆粉湿面油腻之物"。

尚有只用枳实而不用白术之木香化滞汤、枳实栀子大黄汤等方。

笔者读《内外伤辨惑论》中的这一部分内容时，每每叹服金元"易水学派"立方之讲究、用药之细腻。内伤饮食，也许在许多医生笔下仅仅是简单的消食与导滞，而在李东垣笔下竟能变出如此多的方药与证治。枳术丸可加消食药、理气药、温中化痰药、清热燥湿药、苦寒泻下药，甚至加活血药等等。枳术丸或用原方，或白术减量，或不用白术，当然也有不用枳术丸者。

在陈修园的著作中，我们读到了传承，读到了规矩；在李东垣的著作中，

高建忠 读方与用方

我们读到了革新，读到了方圆。

（六）建中汤健脾强胃消食

尝读《医学衷中参西录》，见有张锡纯所拟资生汤一方，"治劳瘵羸弱已甚，饮食减少，喘促咳嗽，身热脉虚数者。亦治女子血枯不月"。在方解中提到："《易》有之'至哉坤元，万物资生'，言土德能生万物也。人之脾胃属土，即一身之坤也，故亦能资生一身。脾胃健壮，多能消化饮食，则全身自然健壮，何曾见有多饮多食，而病劳瘵者哉……此汤用术以健脾之阳，脾土健壮，自能助胃。山药以滋胃之阴，胃汁充足，自能纳食……鸡内金为鸡之脾胃，中有瓷、石、铜、铁，皆能消化，其善化有形郁积可知。且其性甚和平，兼有以脾胃补脾胃之妙，故能助健补脾胃之药，特立奇功，迥非他药所能及也。方中以三味为不可挪移之品。"

白术健脾阳，山药滋胃阴，鸡内金消食健脾。三药组合，能使胃强脾健，饮食增而肌肉长，可谓治虚证之良方。鉴于当前老百姓的饮食结构与生活方式，可知如今体虚之人脾阳不健者多，胃阴不足者少。如果去掉滋胃阴之山药，上方可以"瘦身"为白术、鸡内金两味药。

受此启发，笔者常用白术配鸡内金治疗多种慢性病以及难治病，或作为改善体质之用。甚至在需要使用枳术丸时，如果气滞表现不明显，也通常去枳实而代以鸡内金。习用日久，学生每每问及此为何方。答枳术丸似不妥，因很多情况下该方之主治已非枳术丸之主治；答资生汤也不妥，因要说清楚需费很多口舌。于是顺口而答：建中汤。

这与大建中汤、小建中汤没有关系。

建中汤由白术、鸡内金两味药组成，可健脾强胃消食，用于治疗脾胃不健所致诸病，以及诸病见有胃纳、脾运不足者，也可作为强体补益之用。大便偏干用生白术，大便偏稀用焦白术。邪实明显可随证加用祛邪药，正虚明显可随证加用补益药。

曾治刘某，男，74岁，2009年10月5日初诊。

肺癌术后1个月，气短声低，动则喘息，不饥纳少，脘腹痞满，大便多日不行，体瘦，面黄白少泽，双下肢浮肿。舌质淡暗，舌苔薄滑，脉沉细无力。

大病术后，气血阴阳俱显不足，机体呈衰败之象。一味执"虚则补之"之法，勉进各种补品、补药，以及静脉滴注各种营养剂，往往成事少而败事多。人赖水谷以生，改善胃纳脾运是当下治疗之急务。治以建中汤开胃运脾，佐以五苓散化饮利水。

处方：生白术30g，鸡内金15g，茯苓12g，猪苓12g，泽泻12g，肉桂（后下）3g。7剂，水煎服。

嘱每日1剂，分4次服用。

2009年10月12日二诊：药后纳食稍增，脘腹痞满好转，双下肢浮肿减轻。上方加红参6g，7剂，水煎服。

2009年10月19日三诊：诸症明显好转，纳增便畅，双下肢已不浮肿。舌质淡暗，舌苔薄白，脉沉细无力。首方去猪苓、泽泻，加红参9g，炙甘草3g，7剂，水煎服。

以上方为基本方，随证加减，连续治疗3个多月，诸症已无，生活自理。

按：本案辨证较易，虚证无疑，但选方有难度。大虚之证，如何补？补阴阳，补气血，补脏腑，似乎都可以补，都应该补。然从后天之本入手，当属正道。但起手不补先运，先不用四君子汤补气健脾，而是用建中汤运脾开胃，是取效关键。

又治患儿王某，男，6岁，2010年8月27日初诊。

近2年来患儿屡患扁桃体炎，反复发热，反复静脉滴注抗生素。近1个月发作2次，本次发病，静脉滴注抗生素7天，昨日停药。诊见：体瘦，面白，纳差，大便不调，时时清嗓。舌质淡红，舌苔薄白腻，脉细缓。证属脾虚胃弱，邪滞肺系，治以运脾开胃为主，兼清肺系。

处方：生白术9g，鸡内金9g，焦山楂9g，桔梗6g，射干6g，浙贝母6g。7剂，水煎服。

2010年9月3日二诊：患儿已不清嗓，纳食稍有好转。舌苔薄白，脉细缓。继以运脾开胃为治。

处方：生白术12g，鸡内金9g，焦山楂9g。7剂，水煎服。

以上方间断调治4个多月，如遇发热，暂时改用他方治疗，患儿发热次数明显减少，纳食好转，体重增加。后患儿每有身体不适，即服用中药治疗，不再使用抗生素。2011年全年只发热2次。

按：笔者调治体弱之患儿，每每使用白术、鸡内金配以焦山楂，药易入口，远期疗效颇佳。

（七）金元医学，临证由"用方"转为"用法"

反复品读"金元医学"，笔者触动最大的是，中医临证由"用方"为主转为"用法"为主。金元医学众多书籍中，载有看似杂乱无章（与经方比较而言）的许多方剂，足可让读者看得头昏脑乱。但仔细思考，很多时候作者是以方示法，作者呈现给读者的是方，而希望传承给读者的是法。

有众多学者认为中医临证由"用方"转为"用法"，为临证增加了更多不确定因素，带给中医学的不全是益处，甚至是一种退步。而笔者在临证中体会到，"用方"与"用法"各有所长，"用方"是"用法"的基础，"用法"是"用方"的发展。浅而言之，"用方"易而"用法"难；深而言之，"用方"与"用法"都不易，"用方"即"用法"，"用法"即"用方"，因"方"即"法"，"法"即"方"。

历代名医中，善用"法"者不乏其人，叶天士为其中之一。读《临证指南医案》，每案皆为用法，几乎每案都能读到精彩，但又似乎不易明言其精彩之处。

《临证指南医案·肿胀》载一案："赵（五四），胸腹胀满，久病痰多。生白术二两，茯苓二两，厚朴一两，肉桂五钱，姜汁丸。《本草》云：厚朴与白术能治虚胀，仿洁古枳术之意也，佐茯苓通胃阳，肉桂入血络，则病邪可却矣。"

如果案中没有明言"仿洁古枳术之意"，我们很难读出本案与枳术丸和枳术汤有关。

生白术二两，厚朴一两，两药相伍为"枳术之意"。很明显，叶天士在此处以厚朴易枳实。为什么不用枳实而用厚朴？

枳实苦寒而厚朴辛温，枳实治痞而厚朴消胀。本案主症为"胸腹胀满"，而非"心下痞"，且从加用茯苓、肉桂、姜汁可知，本案宜温不宜寒。

那么，本案既非心下痞满，也非食积痞满，为何会想到用枳术丸呢？

病机相类似，都是中虚与邪滞并见，故取用枳术丸消补并用之法。

谈到"虚胀"，我们会想到经方中有一张治疗虚胀的方剂——厚朴生姜半夏甘草人参汤。《伤寒论》66条："发汗后，腹胀满者，厚朴生姜半夏甘草人参汤主之。"本证中，厚朴配人参治疗虚胀。

上案中治疗虚胀，没有用厚朴配人参，而是用厚朴配白术，为什么？

因为"痰多"，从加用茯苓推测，证中湿阻明显，故不用人参之补脾留湿，而用白术之运脾化湿。

叶天士在处方时，想到的是方，而用到的是法。

（八）枳术法治疗气滞而脾不健者

尝读宋代医家许叔微《普济本事方》，见有枳壳散一方："治心下蓄积痞闷，或作痛，多噫，败卵气，枳壳散：枳壳（去穰，锉，麸炒）、白术各半两，香附子一两（麸炒，舂去皮），槟榔三钱。上为细末，每服二钱，米饮调下，日三服，不拘时候。"

本方与枳术丸方似乎没有任何关系，但笔者受此方启发，喜在理气药中加用一味白术，治疗气滞而脾不健者。

治疗杜某，女，32岁，2011年3月29日初诊。

近1年来反复生病，多处就医，治疗效差。诊见：脘腹胀满，胸胁不利，时有呃逆、叹息，纳食尚可，大便不调，睡眠欠佳，急躁易怒。舌质淡红，舌苔薄白，脉细弦。证属肝脾气滞，治以疏肝健脾理气为法。

处方：生白术9g，鸡内金9g，柴胡9g，生白芍9g，枳壳9g，香附9g，陈皮9g，厚朴9g，枳实9g，炙甘草3g。7剂，水煎服。

2011年4月5日二诊：药后诸症有所减轻。上方白术、鸡内金改为12g，去枳实，加合欢花3g。7剂，水煎服。

上方服后，诸症已不明显。患者常备该方，每有生病即自行配服3剂，效果明显。

或问：此为何方？答：无方，枳术法而已。

（九）枳术法治疗阳痿案

一友人求诊，男，45岁，近3个月阳事不举，甚为着急。问诊中，除双下肢困乏外，别无他症。舌质暗红，舌苔白腻，脉细弦。患者应酬较多，善饮酒，喜食肉。初步考虑脾肾有亏，湿热阻滞。治以运脾助阳、祛湿清热、升清降浊为法。

处方：生白术30g，生薏苡仁30g，葛根30g，泽泻30g，焦山楂30g，淫羊藿15g，羌活9g，蜈蚣2条。7剂，水煎服。

处方开出后，笔者对其疗效不能肯定，且认为治疗需要一段时间。不期友人服上方后，病竟痊愈。其疗效之好，实出友人与笔者意料之外，故友人秘上方，且与他人私授。

上方为随证组合而成，似也可看出枳术丸（法）对笔者组方的影响。

（十）枳术法治疗便秘案

陈某，女，31岁，2013年6月15日初诊。

近1年余便秘，大便无力，4～5日1行，精神欠佳，下肢冷。舌苔白，脉细弦缓。

证属脾运不足，阳气虚馁，治以运脾温阳为法，方用枳术丸合麻黄附子细辛汤加减。

处方：生白术30g，枳实12g，生麻黄5g，细辛3g，淡附片6g。7剂，水冲服。

上方连服4周，精神好转，大便正常。

按：便秘，有阴结、阳结之分。"有火者便是阳结，无火者便是阴结""盖阳结者，邪有余，宜攻宜泻者也；阴结者，正不足，宜补宜滋者也"（《景岳全书·秘结》）。理虽如此，但具体到选方用药，则效与不效，常常仅在毫厘之间。

本案当为无火之阴结，是否宜补、宜滋？笔者认为滋阴、养血明显不宜，那么补气、补阳是否可行？补中益气汤、肾气丸、理中丸、右归丸等方，是否可用？

笔者取用运脾而非补气，取用温阳而非补阳。所用枳术丸似乎也不是针对饮食所伤，而是着眼于恢复脾运和胃降；所用麻黄附子细辛汤也不是治疗少阴病（或太少合病），而是取其温通、温振阳气之功。

（十一）枳术法在老年病治疗中的应用

康某，男，92岁，2012年11月4日初诊。

近1个月来精神欠佳，纳食极少，脘腹痞胀，大便不行，服泻药可排出少量大便。舌质暗红，舌苔黄白欠润，脉细数无力。证属阳虚腑实，治以温阳益气通腑为法，方用四逆加人参汤合大承气汤加减。

处方：淡附片6g，干姜3g，红参5g，生大黄6g，芒硝3g，枳实6g，厚朴6g，鸡内金10g，炙甘草3g。4剂，水冲服。

2012年11月8日二诊：服药期间大便每日1次，精神好转，纳食有增。舌质暗红，舌苔黄白不匀，脉虚弦。上方去红参、芒硝，加生白术20g，鸡内金改为

20g。7剂，水冲服。

2012年11月15日三诊：纳食、精神渐好转，大便1～2日1行。舌质暗红，舌苔白欠润，脉虚弦。

处方：生白术30g，鸡内金20g，淡附片6g，干姜3g，枳实12g，茯苓10g，桃仁10g，炙甘草3g。14剂，水冲服。

药后纳食、大便均恢复如前，停药。

按：高龄老人不食不便，精神差，脉见细数无力，当为危重之候。《素问》云："五脏者皆秉气于胃""凡治病必察其下。"治疗当首先着眼于恢复胃气，使老人能食、能便。

但如何恢复胃气？

补气乎？腑气不降，补气只能助壅助满。

通腑乎？元气不支，通腑极易虚脱元气。

笔者治疗此类病证，常取用四逆加人参汤温阳益气，合大承气汤通降腑气。腑气通降，随证处方。

首诊治法，为大开大合，当属"霸道法"（王道法、霸道法不取决于用药剂量）。二诊治法即向"王道法"转变，实为枳术法合四逆法合小承气法，由温阳益气转为温阳运脾，佐以通腑。三诊即以温阳运脾为主，通腑力量较二诊又小。

枳术法旨在运脾降胃，在老年病的治疗中有着较为广泛的应用，随证可佐以温阳、益气、滋阴、养血、消食、化痰、活血等药。

（十二）枳术法在危重病症中的应用

案1：宁某，女，81岁，2012年1月6日初诊。

患者既往糖尿病病史、高血压病病史30余年。于2012年1月3日上午出现吐泻，下午出现烦躁、昏迷，经120急救车送入某中医院急诊科，次日转入某西医院ICU病房，初步诊断为"多器官功能障碍综合征"。治疗至1月6日，昏迷持续，心率持续在120次／分以上不减，肾衰竭、肝衰竭逐日加重。医生屡发"病危通知书"，同时告知家属，治疗几无希望，经家属与医院沟通，同意中医参与治疗。

笔者于1月6日下午进入病房诊治。患者神志不清，问诊无法进行。室内温度偏高，静脉滴注改善心力衰竭、呼吸衰竭的药物，面色尚可，汗出偏多，四末不冷，脉尚有力。鼻腔内有胃管走行，持续吸氧，舌苔见白厚偏燥。腹大腹软，双下肢浮肿较甚。

处方：生白术20g，鸡内金20g，红参5g，猪苓10g，茯苓10g，泽泻10g，桂枝6g，滑石10g，炒莱菔子10g，瓜蒌仁10g。2剂，每剂开水冲200ml，分2次经胃管送入，每隔3小时用药1次。

2012年1月7日下午二诊：上午心率降至100次／分以下，神昏有明显好转。主治医师提出"患者心力衰竭明显改善，下一步重点帮我们改善肾衰竭"的要求。患者痰多，上方瓜蒌仁改为全瓜蒌10g，加桔梗10g。2剂，1日分4次服完。

2012年1月8日下午三诊：神志渐清，生命体征渐趋平稳，双下肢浮肿减轻，大便1次，知饥索食（从胃管进食）。上方桂枝改为肉桂3g，3剂，2日分6次服完。

2012年1月10日四诊：心力衰竭、呼吸衰竭俱已纠正，肝功能、肾功能恢复正常。可与人谈笑，尚无力坐起，下肢浮肿已消。知饥，腹无不适，每日自行排出大便1次。治疗以运脾和胃为主。

处方：生白术20g，鸡内金20g，红参5g，茯苓10g，炒莱菔子10g，焦山楂10g，全瓜蒌10g，射干10g，桃仁10g。4剂，水冲服。每日1剂，分2次服。

以上方加减治疗至春节（1月21日）前，患者状况恢复至病发前。

本案处方平淡无奇，着眼点在于恢复胃纳脾运，治疗始终以枳术法为大法，其成功之处在于"治人"。

案2：李某，女，61岁，2016年10月20日初诊。

患者于2014年3月20日主因"活动时心悸1周"入院诊治，于4月4日出院，出院诊断"扩张型心肌病（早期型），心脏扩大，心功能Ⅳ级，心律失常，频发多源室性早搏，频发室上早搏，颈动脉斑块形成"。之后病情时轻时重，走路快及上楼梯时易发心悸、短气，继而咽部憋胀紧缩感，歇息可渐缓解。多次住院治疗，于2016年5月植入永久起搏器，但病情未见明显好转。近1个月病情渐进性加重，无法正常生活，邀余于2016年10月20日至家中为其诊治。诊见：气短喘息，动则加重，整晚不能平躺，需半坐位。不饥，无食欲，少量进食则胃脘、胁腹部痞满胀憋，不能自行大便，依赖外用开塞露可大便少量。口干欲饮，但饮水则胃胀。小便短少，双足浮肿。舌质淡暗，舌苔白，脉细缓无力。

证属阳气虚衰，脾胃呆钝，水饮内停。治以温补阳气、运脾开胃、化饮利水，方用真武汤合枳术法加减。

处方：生白术30g，淡附片12g，生姜12g，茯苓15g，赤芍15g，红参6g，葶苈子15g，炒鸡内金15g，枳实9g。7剂，水冲服。

2016年10月28日二诊：服上药后病情明显好转，气短喘息减轻，晚上可以躺平，行动仍需他人搀扶。服药期间自行大便3次，可少量多次进饮食，口干缓解，仍小便短少、双足浮肿。舌质淡暗，舌苔白，脉细缓无力。考虑到脾胃虚弱，药量宜小不宜大，且能自行大便，故上方减白术、去枳实，继进。

处方：生白术15g，淡附片12g，生姜12g，茯苓15g，生白芍15g，红参6g，葶苈子15g，炒鸡内金15g。7剂，水冲服。

2016年11月4日三诊：病情有好转，仍恶心、纳少、大便不畅，双足浮肿（减轻），周身无力，胸脘憋胀。舌质淡暗，舌苔白，脉细缓无力。

阳气渐复，胸脘憋胀凸显。转方在枳术法运脾开胃、参附汤温补阳气基础上合小剂血府逐瘀汤通行血府气血。

处方：生白术30g，炒鸡内金15g，红参6g，淡附片12g，柴胡6g，当归6g，生地黄6g，川芎6g，赤芍6g，桃仁6g，红花6g，枳壳6g，桔梗6g，怀牛膝6g，生甘草3g。7剂，水冲服。

2016年11月11日四诊：胸脘转畅，他症有减轻，1周大便4次。上方白术改为15g，7剂，水冲服。

2016年11月18日五诊：病情进一步好转，可自行来诊，食量渐进，体力渐好，大、小便仍欠畅，双足浮肿渐缓解。血府气血畅行，转方仍用枳术法运脾开胃合真武汤加减温阳利水。

处方：生白术30g，淡附片15g，生姜15g，茯苓15g，生白芍15g，红参6g，葶苈子15g，炒鸡内金15g，枳实15g。7剂，水冲服。

六诊治疗同前，12月2日七诊：仍感少气无力，无其他明显不适，可做少许日常家务，可下楼买菜。舌质淡暗，舌苔白，脉细缓无力。治疗仍以运脾开胃，温补阳气，化饮利水为法。

处方：生白术30g，枳实15g，炒鸡内金15g，红参6g，淡附片15g，生姜15g，葶苈子15g。7剂，水冲服。

2016年12月9日八诊：病情平稳，晚上似有兴奋感。考虑到阳气渐回复，可能与睡前服用阳热药有关。上方加茯苓15g，嘱每日上午10时、下午5时左右喝药。

本案治疗或以真武汤温阳利水，或以参附汤温补阳气，或以血府逐瘀汤通行气血，但枳术法运脾开胃贯穿治疗始终。

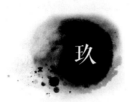

和中消导之平剂

——保和丸漫谈

（一）饮食伤是常见病因之一

尝读朱丹溪所著《格致余论》，感慨于开篇即是"饮食色欲箴序"，序中云："传曰：饮食男女，人之大欲存焉。予每思之，男女之欲，所关甚大；饮食之欲，于身尤切。世之沦胥陷溺于其中者，盖不少矣。苟志于道，必先于此究心焉。因作饮食、色欲二箴，以示弟侄，并告诸同志云……"

病分外感、内伤。内伤之因，饮食所伤、色欲所伤实为两大主因。和平盛世，饮食已非单纯解饥止渴，更是一种生活中的享受。加之"食补"盛行，过食、偏食自不能免。朱丹溪在"饮食箴"中写道："人有此身，饥渴洊兴，乃作饮食，以遂其生。睹彼昧者，因纵口味，五味之过，疾病蜂起……"对应今日临证，"因纵口味"而病者并不在少数，尤其是小儿病、老年病。

饮食伤，作为常见病因之一，在临床上似乎并未得到医者的足够重视。

治疗伤食，我们最先想到的方剂是保和丸。

（二）保和丸出处

保和丸为寻常成药，方药组成也极简易平实，多不被医者、患者重视。尝在医师培训课上问保和丸出自何人著作，竟有很多医生不知其出自一代大医朱丹溪之手。

《丹溪心法》载："保和丸：治一切食积。山楂六两，神曲二两，半夏、茯苓各三两，陈皮、连翘、萝卜子各一两。上为末，炊饼丸如梧子大，每服七八十丸，食远白汤下。"

保和丸可"治一切食积"，那么时下临床上，由小儿食积所致之发热、咳嗽、厌食、腹痛、腹泻等小儿病，与老人食积有关的肥胖、腹大、头晕、便秘，以及痛风病、高脂血症、高血压病、糖尿病、冠心病等老年病，都给保和丸方的使用提供了很多机会。

笔者治疗很多小儿病、老年病，处方的前两味药常用焦山楂、炒莱菔子，或用焦山楂、炒鸡内金，实乃针对"伤食"取保和丸法。

（三）保和丸方解

保和丸由三组药组成。

第一组药是消食药：山楂、神曲、莱菔子（即萝卜子）。

吴昆在《医方考》中指出："山楂甘而酸，酸胜甘，故能去肥甘之积；神曲甘而腐，腐胜焦，故能化炮炙之腻；卜子辛而苦，苦下气，故能化面物之滞……"

汪昂在《医方集解》中指出："山楂酸温收缩之性，能消油腻腥膻之食；神曲辛温蒸窨之物，能消酒食陈腐之积；菔子辛甘下气而制面……"

两位医家都提到，保和丸方中每味消食药都有其偏性，临证时，伤食患者也并非肥甘、炮炙、面物俱伤。因此我们在用方时，山楂、神曲、莱菔子三药并非必须俱用，可以随证并用，也可以取其一二，还可以根据药物偏性和所伤之物及其兼夹证，随证取用炒谷芽、炒麦芽、炒槟榔等消食之品。当然，方中也不一定必须依照原方之山楂为君，其量最大之例。

第二组药是二陈汤去甘草。

二陈汤具有和胃化痰之效。食积常致胃呆痰阻，故在消食化积的同时佐以化痰和胃，不用甘草以免其甘缓影响消导畅中之功。

第三组药是连翘。

初学保和丸时，总也不能理解方中为何使用连翘。

方书多谓连翘清热，因食积易于化热，《医方集解》谓"积久必郁为热"。但食积并非积"久"，也不一定必然化热，临证治疗食积并不一定要加用清热药。

也有学者认为，大剂的连翘有很好的止吐作用，这是保和丸中使用连翘的高明之处。但，食积证并非必然呕吐，且方中连翘也并非大量使用。

清代医家费伯雄在《医方论》中明确指出："此亦和中消导之平剂，惟连翘一味可以减去。"

当代医家焦树德在《方剂心得十讲》中对保和丸中使用连翘有大段的阐述："此方妙在加入连翘一味。该药微苦性凉，具有升浮宣散、清热散结之力，在大队消食导滞和中降气之品中加入连翘，不但能清郁热、散滞结，而且用其升浮宣透之力，以防消降太过而使全方有升有降，有消有散，有温有凉，有化有导，呈现出一派活泼生机。再者本品善理肝气，既能舒散肝气之郁，又能苦平肝气之盛。在脾胃积滞，中运不健之机，加入平肝舒郁之品，更能防肝来乘。可见本药在本方中实具有画龙点睛之作用。使我们更能体会前贤对中药深入领悟和善于妙用的精神。"

此类说理可谓精彩，但对临床医生来说似乎帮助不大。连翘在方中果真可防消降太过？可使全方呈现活泼生机？可防肝木来乘？

（四）保和丸中为何使用连翘

读《丹溪心法》，笔者注意到保和丸出自"积聚痞块"门，而"伤食"门中没有提到保和丸。

试问：保和丸可治疗"一切食积"，但未出现于"伤食"门中，为什么？

答案应该是：保和丸是为治疗食积所致的"积聚痞块"而设，非为"伤食"而设。

"伤食"如何治？书中所出第一方："伤食，恶食者，胸中有物，宜导痰补脾，用二陈汤加白术、山楂、川芎、苍术服之。"

方中没有用连翘，由此问题迎刃而解。

保和丸中使用连翘，非为治疗"伤食"而设，而是为治疗食积所致的"积聚痞块"而设，因"痞坚之处，必有伏阳"，连翘所用，功在清热散结。

因此，使用保和丸治疗食积，如无热象，连翘并非必用。如有热象，可用连翘，依照辨证也可择宜选用黄连、黄芩、栀子、瓜蒌等。

（五）保和丸治疗食积证

保和丸是治疗食积证的代表方。

食积证的临床表现，方书中多谓脘腹痞胀，甚则疼痛，纳呆厌食，吞酸嗳腐，呕吐酸馊，大便腐臭，舌苔厚腻，脉滑有力。

同一病证，见症有"微""著"之别，医者须见微知著，方可投方即效，缩短病程。如必待典型见症始知某证，用某方，则良方多无用武之地。

临床上，如长期嗜食肥甘厚味，或发病前有过食，见有腑气失降一证，如再见舌苔腻（可厚，也可不厚），即可断为伤食，可考虑选用（或合用）保和丸加减。

至于脉象，如食积较甚，始可见脉滑有力。多数情况下使用保和丸，不必待其脉滑有力，常脉即可使用。若果真舌苔厚腻，脉滑有力，则单用保和丸似乎力有不及。

《续名医类案》载一案："吴九宜，每早晨腹痛泄泻者半年，粪色青，腹鼓胀。咸谓脾胃泻，为灸关元三十壮，服补脾肾之药，皆不效。自亦知医，谓尺寸俱无脉，惟两关沉滑，大以为忧，疑久泻而六脉皆绝也。孙诊之曰：毋恐，此中焦食积痰泻也。积胶于中，故尺寸隐伏不见，法当下去其积，而反用补，误矣。以丹溪保和丸二钱，加备急丸三粒，五更服之，已刻下稠积半桶，胀痛随愈。次日六脉齐见，再以东垣木香化滞汤，调理而安。"

腹痛、泄泻日久而尺寸无脉，之所以辨为食积，是基于关脉沉滑。此已非见微知著，而须明理活法。

（六）伤食从郁治

《丹溪心法》中，治"伤食"用"二陈汤加白术、山楂、川芎、苍术服之"。

该方与保和丸有相近之处，又与越鞠丸有相近之处。越鞠丸为治郁之方，该方也为治郁之方。

朱丹溪说："人身诸病，多生于郁。"伤食，必致中焦郁，故治疗当治郁。

这样想来，我们对保和丸的解读，及对保和丸的加减使用，都可联想到朱丹溪的治郁之法。

保和丸与越鞠丸合方，即后世常用之越鞠保和丸方。

（七）食积也可伤脾

治疗闫某，女，6岁，2013年1月25日初诊。

腹胀、腹痛、腹泻2天，不食，不饮。舌苔薄白腻，脉缓。

证属伤食湿阻，脾运不及。治以消食和胃、运脾化湿为法，方用平胃散加减。

处方：苍术6g，厚朴6g，陈皮6g，焦山楂12g，焦神曲9g，炙甘草1g。3剂，水煎服。

药后愈。

上方为平胃散加味，也可看作以平胃散代保和丸中的二陈汤加减。

二陈汤化痰和胃，平胃散化湿运脾。食积可以伤胃，也可伤脾。胃滞生痰，用二陈汤；脾滞生湿，用平胃散。

清代医家陈修园在《时方妙用》中指出："伤食病，必有胸闷、吞酸、嗳腐、腹胀、腹痛等症，宜以平胃散加麦芽、谷芽、山楂、神曲、莱菔子消之，或以所伤之物烧灰加入为引导""一曰食痛，脉实而滑，嗳腐吞酸，恶食，腹胀，其痛或有一条扛起者，宜平胃散加麦芽、谷芽、山楂、半夏各二钱。胀甚者，再加莱菔子（生研）三钱，水煎服。"

作为"时方"，可见当时使用平胃散加消食药治疗食积是医者常用方。

清代医家王堉在《醉花窗医案》中载一案："又有银商，忘其名，夏得痢疾，医家以为火，用承气汤下之，逐日下数十次，又一医以为虚，补之，痢不止而胸满腹胀，委顿不起。司事者惧其死，邀伊表兄某引之出铺，在寺中赁一屋居之，又十余日医药罔效……余随而往视，屋中臭不可近，急命异置他处，见其合眼朦胧，转侧之，并不知矣。提腕而诊之，俱微弱沉细，然至数匀称，惟右关独大，按之搏指。乃曰：此病因食积致痢，初医下其火，未去其食也。此时必肚腹膨胀，醒时见食作呕，病虽危，不惟不即死，并可生也。其表兄曰：果尔，请治之。乃以平胃散加神曲、麦芽等类进之，至夜解下秽物极多，腹平而知人矣。越日视之，脉小而气虚。因以真人养脏汤固其痢，三剂而痢止，略进食矣。因继以人参养荣丸半月而健……"

本案中，即以平胃散加神曲、麦芽等治疗食积。读本案，我们还可以注意到：①食积可致危证；②食积可见右关独大；③承气汤治食积，易下其火而不去其食。

案中右关独大，是指在患者脉"微弱沉细"的基础上右关脉独显。李东垣在《内外伤辨惑论》中指出："宿食不消，则独右关脉沉而滑。经云：脉滑者，有宿食也。"临证可参考。

（八）上工治未病

治疗某3岁患儿，2013年5月1日初诊。

患儿发热3天，经口服中成药、静脉滴注抗生素等治疗，发热不减。高热时患儿沉睡，经用解热药退热后，患儿精神尚可，进食尚好，大便每日1次，不流鼻涕，也不咳嗽。舌象、脉象也无明显异常。处以小柴胡汤、升降散、平胃散三方合方加减。

处方：柴胡6g，黄芩6g，僵蚕6g，蝉蜕6g，牛蒡子6g，连翘9g，苍术3g，厚朴3g，陈皮3g，焦山楂9g，生甘草1g。2剂，水煎服。服1剂，当晚患儿体温正常。2剂服完，患儿无不适，身体恢复至未病之前。

诊毕，学生发问：

"患儿是什么证？"

"没有食积，没有苔腻，没有腹胀、腹泻，为什么要用平胃散加焦山楂？"

从理论上讲，有是证，用是方，方证需完全吻合。但从临床实际来看，很多情况下的用药需要超越一般意义上的方证对应。上案中，患儿诊治时服用解热药，体温正常，几乎无不适主诉，连舌象、脉象都不显病象。此时的辨证，推理似乎显得很重要。

关于发热（急性）的成因，不外乎致病原因引起了患儿体内气机的出入障碍或（和）升降障碍。治疗时，根据寒热，着眼于恢复患儿的气机升降出入即可，小柴胡汤合升降散即是为此而设。而患儿"脏腑娇嫩""脾常不足"，发病、治疗已3天，病邪、药物都可能对患儿的脾胃造成损伤。基于此，尽管患儿尚没有明显的食积、湿阻、脾运不足等征象，仍然合用了平胃散加焦山楂，意在运脾、和胃，意在保证患儿的饮食正常，保证患儿所服药物的正常转运。只要脾胃不伤，水谷能进，药亦易进，病即易愈。尝见"粗工汹汹"，以大剂金银花、石膏治之，发热退后，患儿不食不动，气若游丝。

《金匮要略》开篇第一段："问曰：上工治未病，何也？师曰：夫治未病者，见肝之病，知肝传脾，当先实脾，四季脾旺不受邪，即勿补之。中工不晓相传，见肝之病，不解实脾，惟治肝也。"肝病治肝属于方证对应，而实脾就已超越这种方证对应了。

临证越久，越能品味到"上工治未病"这段话的份量。

平胃散加消食药可如此用，二陈汤加消食药（保和丸）也可如此用。

（九）消导与吐下

陈修园在《医学实在易》中有"伤食诗"："嗳腐吞酸腹不舒，食伤平胃可消除，若还拒按宜承气，慎勿因循反致虚。"并谓："徒用山楂、麦芽之类，则所伤之物，未能自下，聚于胃中，如酿酒一般，则胃气日见败伤。"

这里提到治疗食积用下法。《金匮要略》中治疗食积（宿食）用吐、下两法。

《金匮要略·腹满寒疝宿食病脉证治第十》第21～24条："问曰：人病有宿食，何以别之？师曰：寸口脉浮而大，按之反涩，尺中亦微而涩，故知有宿食，大承气汤主之。脉数而滑者，实也，此有宿食，下之愈，宜大承气汤。下利不欲食者，有宿食也，当下之，宜大承气汤。宿食在上脘，当吐之，宜瓜蒂散。"

保和丸重在消导积食，瓜蒂散、大承气汤重在吐、下（排出）积食。单从祛邪角度看，后者的力量大于前者。当然后者对脾胃功能的影响也要大于前者。

积食，在上者宜用吐法，在下者宜用下法。倘若已经错过了使用吐法的时机，又不到使用下法的阶段，则最宜使用消导之法。

清末医家唐容川在《血证论·食复》中指出："仲景治食复，言有宿食者，皆主芍药、大黄，义取二物力能推荡。盖宿食不去，不独阻新食之进，且伤气壅邪，转生诸疾。故主大黄以速去之，以免伤其正气，胜楂、曲之功千万。医者须知此理，临证庶有胆识。"

应该说，楂、曲之消，大黄之下，各有所适应之确证，二者并无高下之分。倘若执于经方，枯守下法，或只知时方，全用消法，皆为不善用方者。

笔者临证体会，治疗食积，需要使用吐法的机会极少。而过早使用下法或滥用下法，往往可伤脾损胃，常见征象是苔腻不易消退。多数情况下使用消导之法即可，但需把握消导之力度，必要时配用下法（尽量不单用下法）。

笔者早期治疗食积腑实发热之患儿，用大承气汤，往往便通热退，立竿见影，但患儿苔腻不易消退，且精神会受影响。后多用保和丸加生大黄，或保和丸合大承气汤加减，也可起到便通热退之效，且苔腻多随之消退，精神不受影响。

黄某，男，2岁5个月，2015年6月2日初诊。

近2日发热，伴见恶心、呕吐、大便不行、涕多、咳嗽。舌质红，舌苔白，脉滑。

处方：焦山楂20g，枳实6g，厚朴6g，生大黄3g，蝉蜕6g，牛蒡子9g，紫苏叶6g，滑石12g。3剂，水冲服，2日分6次服完。

2015年6月4日二诊：药后便通热退，现症：夜间鼻塞、鼻流黄涕、咳嗽。舌质淡，舌苔白，脉滑。

处方：炒鸡内金9g，辛夷6g，白芷6g，炒僵蚕6g，蝉蜕6g，鱼腥草9g，葶苈子3g，全瓜蒌9g，生麻黄1g，桂枝1g，干姜1g，细辛1g，五味子3g，姜半夏3g，生白芍3g，炙甘草1g。7剂，水冲服。

2015年6月23日三诊：上方服后已痊愈。今日下午突然发热，无其他伴随症状。舌质红，舌苔白，脉滑。

处方：焦山楂20g，枳实3g，厚朴3g，生大黄3g，炒僵蚕6g，蝉蜕6g，柴胡6g，牛蒡子6g，生姜3g。2剂，水冲服。

2015年6月25日四诊：药后热退，现症：纳食欠佳。苔心腻，脉细滑。

处方：焦山楂12g，炒鸡内金9g，炒莱菔子6g，牛蒡子6g，僵蚕6g，蝉蜕6g。4剂，水冲服。

药后无不适，停药。

保和法合承气法，着眼于食积与腑实，消食与泻实并用。

（十）食积可见危症

食积可见危症。

《明医杂著》中有"饮食过伤"之论："饮食过伤，变为异常急暴之症，人多不识。尝有一壮年人，忽得暴病，如中风状，口不能言语，目不识人，四肢不举，急投苏合香丸，不效。予偶过闻之，因询其由，曰适方陪客饮食后，忽得此症。遂教以煎生姜淡盐汤，多饮探吐之，吐出数碗而醒，后服白术、陈皮、半夏、麦芽调理而愈。大抵此等症，多因饮食醉饱之后，或感风寒，或着气恼，而致饮食填塞，胃气不行，内伤特重。若误作中风、中气症，而用驱风解表、行气散气之药，则胃气重伤，死在旦夕。《内经》虽有暴病暴死之症，但恐多有因于食者，前辈不曾明言，故人不识耳！今后遇有此等急症，须要审问明白。若方饮食醉饱，或累伤饮食，重复受伤，但觉胸膈有食滞，只作伤食治之。"

此类危症，今日临床仍可见到。

（十一）治疗伤食当重"强人胃气"

谈到伤食，自然会想到金元大家李东垣，李东垣内伤学说的病因之一便是"内伤饮食"。

《内外伤辨惑论》中明确指出："内伤饮食，付药者，受药者，皆以为琐末细事，是以所当重者为轻，利害非细。"

对伤食的治疗，《内外伤辨惑论》中指出："食者，有形之物，伤之则宜损其谷；其次莫若消导，丁香烂饭丸、枳术丸之类主之；稍重则攻化，三棱消积丸、木香见睍丸之类主之；尤重者，则或吐或下，瓜蒂散、备急丸之类主之。"

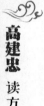

在这里，李东垣提出治疗伤食四法：最好的治法是节制饮食（"损其谷"），不药而愈，必要时消导，重则攻化甚或吐下。

《内外伤辨惑论》中还明确指出，治疗伤食当"以平为期"，不可过用，"盖脾已伤，又以药伤，使营运之气减削，食愈难消"。治疗伤食的至高境界是：夫内伤用药之大法，所贵服之强人胃气，令胃气益厚，虽猛食、多食、重食而不伤，此能用食药者也。

治疗食伤，李东垣推崇"易水张先生枳术丸"，并谓方中所用白术"本意不取其食速化，但久令人胃气强实，不复伤也"。枳实"泄心下痞闷，消化胃中所伤"，若以同样具有消导之用的保和丸易枳实，则该方可易为保和丸加白术。

保和丸加白术，在《丹溪心法》中名大安丸。

若在大安丸中加用人参（或党参），则为保和丸与六君子汤合方（去甘草）。

脾虚多言气，临证尚有阴津不足者。唐容川在《血证论·食复》中指出："夫失血之人，所以易于停食者，多是胃中有热，贪多饮食，既食之后，脾津枯少，不能糜烂消化，是以易于停食，宜四君子汤加黄精、山药、玉竹、天花粉、麦芽、白芍、生地黄、枸杞子、当归、麦冬、山楂、莱菔汁煎服。此等治法，但读东垣《脾胃论》者，断不能知。"

何时用保和丸，何时加用白术，何时加用人参，何时加用黄精、山药等，以及所用剂量大小，都需医者凭证而斟酌，这种斟酌也会给医者带来临证中的享受。

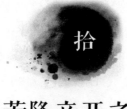

拾

苦降辛开之妙方

—— 左金丸漫谈

（一）左金丸出处

左金丸出自《丹溪心法》。

《丹溪心法·火》："左金丸，治肝火。一名回令丸。黄连六两（一本作芩）、吴茱萸一两或半两。上为末，水丸或蒸饼丸，白汤下五十丸。"

现代方书多载本方组成为黄连、吴茱萸，两药剂量比为6：1，主治肝火犯胃证。症见：胁肋胀痛，嘈杂吞酸，呕吐口苦，脘痞嗳气，舌红苔黄，脉弦数等。

（二）黄连泻肝，实则泻其子？

左金丸，原书谓其"治肝火"，后世方书也多将其列为清泻肝火的代表方，如《古今名医方论》《医方集解》等书。《丹溪心法·胁痛》中也再次提到："有火盛者，当伐肝木。左金丸治肝火。"

但临床医生必须思考的是：左金丸治肝火，为什么主用大量黄连？

通常认为，黄连泻心火、清胃火。而泻肝火的苦寒药，多首选龙胆草而不是黄连。

后世方书对此解释，几乎众口一词：用黄连泻肝火是"实则泻其子"。如《医宗金鉴·删补名医方论》："左金丸独用黄连为君，从实则泻子之法，以直折其上炎之势。"

众口一词，习以为常。肝实可泻心，我们这样学，我们也这样用。

有意思的是，笔者在读王好古的《汤液本草》时，在黄连条下也读到"实则泻其子"一语。只是，王好古所说的并不是治肝实，而是说黄连实为泻脾之药，（脾）土为（心）火之子，泻心是通过泻脾来实现的。原文如下："《液》云：入手少阴，苦燥，故入心，火就燥也。然泻心其实泻脾也，为子能令母实，实则泻其子。"

那么黄连究竟泻心？还是泻肝？亦或是泻脾？这该如何理解？

还有，在临床上，我们什么时候可以直泻本脏，什么时候需要"泻其子"？或者，泻肝火，可不可以不用黄连配吴茱萸，而改用龙胆草配吴茱萸？

明理方能用药。

读《丹溪心法·胁痛》见有："抑青丸，泻肝火。黄连半斤。上为末，蒸饼糊丸服。"

单味黄连成方，名抑青丸，功效泻肝火。

也许，在朱丹溪笔下，黄连本来就是泻肝火之药？

《神农本草经》中载黄连为"上品"，其"味苦寒。主热气，目痛，眦伤，泣出，明目，肠澼，腹痛，下痢，妇人阴中肿痛，久服令人不忘"。

目痛、阴中肿痛，为常见的肝热所致病。

《本草纲目·主治第三卷》："黄连泻肝胆心脾火，退客热。"《本草纲目·草部第十三卷》："[时珍曰]五脏六腑皆有火，平则治，动则病，故有君火相火之说，其实一气而已。黄连入手少阴心经，为治火之主药：治本脏之火，则生用之；治肝胆之实火，则以猪胆汁浸炒；治肝胆之虚火，则以醋浸炒；治上焦之火，则以酒炒；治中焦之火，则以姜汁炒；治下焦之火，则以盐水或朴硝研细调水和炒；治气分湿热之火，则以茱萸汤浸炒；治血分块中伏火，则以干漆末调水炒；治食积之火，则以黄土研细调水和炒。诸法不独为之引导，盖辛热能制其苦寒，咸寒能制其燥性，在用者详酌之。"

至此，我们似乎可以认为左金丸中黄连有泻肝之用，而不必用"实则泻其子"去说理。

（三）治肝火为什么用吴茱萸

吴茱萸辛、苦、热，通常用于治疗肝寒证。左金丸治肝火，为什么要用吴茱萸？

通常认为，左金丸中吴茱萸用作为反佐。如《医方集解》："吴茱辛热，能入厥阴，行气解郁，又能引热下行，故以为反佐，一寒一热，寒者正治，热者从治，故能相济以立功也。"

此类论述说理顺畅，但仔细想来也有疑问：吴茱萸可行气解郁，而左金丸证有"气郁"吗？吴茱萸味辛性热，果真能"引热下行"吗？

其实，基于左金丸治肝火之功效考虑，吴茱萸在方中作用大致有二：一是李时珍所说的"引导"。吴茱萸入足厥阴肝经，黄连配有吴茱萸之引导，使泻火之力作用于肝。二是《医方集解》所说的"从治"。治热以寒，大剂黄连苦寒正治，小剂吴茱萸辛热从治。正如《丹溪心法·火》中所指出的："凡火盛者，不可骤用凉药，必兼温散。"吴茱萸正为左金丸中之"温散"者。

一方中寒热并用，自《伤寒论》泻心类方开其先河，后世医家代有发挥。不仅用于治疗证有寒热错杂者，也有单取用其气或味来配伍治疗单一寒证或单一热证者。李时珍在《本草纲目·草部第十三卷》中对这一组方方法有如下一段论述可供参考：

"古方治痢：香连丸，用黄连、木香；姜连散，用干姜、黄连；变通丸，用黄连、茱萸；姜黄散，用黄连、生姜。治消渴，用酒蒸黄连；治伏暑，用酒煮黄连；治下血，用黄连、大蒜；治肝火，用黄连、茱萸；治口疮，用黄连、细辛；皆是一冷一热，一阴一阳，寒因热用，热因寒用，君臣相佐，阴阳相济，最得制方之妙，所以有成功而无偏胜之害也。"

有必要提一下吴茱萸的"引热下行"。《本草纲目·果部第三十二卷》是这样记述的："又咽喉口舌生疮者，以茱萸末醋调贴两足心，移夜便愈。其性虽热，而能引热下行，盖亦从治之义。"这里的引热下行，当指这一治法而言，而并非吴茱萸口服即有引热下行之效。

（四）可以这样解读方名

关于左金丸方名之意，吴昆在《医方考》中如此解读："左，肝也。左金者，谓金令行左而平肝也。黄连乃泻心之物，泻去心火，不得乘其肺金，则清肃之令左行，而肝有所制矣。"

左金为"金令行左而平肝"之意应当是正确的，但扯上泻心、保肺之说，则反显结论之可疑

似乎可以这样解读方名：左为肝，金为制，"亢则害，乘乃制，制则生化"；肝木亢害，肺金承制，"左金"即为"制木"，"左金丸"即为"泻肝丸"之意。

（五）左金丸方中黄连与吴茱萸的剂量比

方书中多强调左金丸方中黄连与吴茱萸的剂量比是6：1。

《丹溪心法》一书是由朱丹溪的弟子门人和私淑者收集、整理朱丹溪的证治经验汇集而成。而在朱丹溪亲自书写的著作如《格致余论》《局方发挥》两书中，并没有出现"左金丸"这一方名，更没有"治肝火"这一功效。

令人欣喜的是，《局方发挥》一书中提到了黄连与吴茱萸的配伍："予尝治吞酸，用黄连、茱萸各制炒，随时令选为佐使，苍术、茯苓为主病，汤浸炊饼为小丸吞之。仍教以粗食蔬菜，自养则病易安。"

从这段文字中我们可以读知以下两点：一是朱丹溪用黄连、吴茱萸治疗吞酸是没有固定剂量比例的，应当随时令而灵活配比。正如《丹溪心法》所载：

"冬月倍茱萸，夏月倍黄连。"二是朱丹溪用黄连、吴茱萸治疗吞酸是需要随证加用他药的。

也就是说，《丹溪心法》中所载的黄连六两、吴茱萸一两的剂量比，仅仅是示例而已，临证可灵活酌用。

在《丹溪心法·痞》中即有："吴茱萸三两（汤浸煮少时），黄连八两。粥糊为丸，每服五七十丸，白术陈皮汤下。"两药剂量比就不是6∶1。

（六）左金丸治疗湿热中阻证

左金丸可治肝火胁痛，可治肝火犯胃之吞酸、脘痞、嗳气、嘈杂等病症。

那么，左金丸可不可以治疗与肝火无关、由湿热中阻所致之吞酸、脘痞、嗳气、嘈杂等病症呢？

答案应该是肯定的。

朱丹溪在《局方发挥》中提到黄连、吴茱萸治疗吞酸之前，对吞酸、吐酸形成的机理做过解释："吐酸是吐出酸水如醋，平时津液随上升之气郁结而成。郁结之久，湿中生热，故从火化，遂作酸味，非热而何？其有积之于久，不能自涌而出，伏于肺胃之间，咯不得上，咽不得下，肌表得风寒则内热愈郁，而酸味刺心。肌表温暖，腠理开发，或得香热汤丸，津液得行，亦得暂解，非寒而何？

论中并未提及肝火。

实际上，吴茱萸暖肝，尚可温胃；黄连清心、清肝，尚可清胃。黄连苦寒清胃，人人熟知，而吴茱萸温中，多被医者忽视。《汤液本草》吴茱萸条下有："《珍》云：温中下气，温胃。"《本草纲目·果部第三十二卷》吴茱萸条下："[时珍曰]茱萸辛热，能散能温；苦热，能燥能坚。故其所治之症，皆取其散寒温中、燥湿解郁之功而已。"二药相伍，辛开苦降，温中下气，苦燥寒清，可直接治疗湿热中阻之吞酸、嗳气、脘痞、嘈杂诸病症。费伯雄在《医方论》中指出："此方之妙，全在苦降辛开，不但治胁痛、肝胀、吞酸、疝气

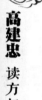

等症，即以之治时邪霍乱、转筋吐泻，无不神效。"

谈到苦降辛开，我们通常会想到黄连配干姜，会想到半夏泻心汤等方。笔者治疗湿热中阻之心下痞证，多取用半夏泻心汤方。如伴反酸，即使患者描述偶发、症轻，也多加用吴茱萸，取效较好。

（七）苦辛通降，疏泄肝气

当代医家黄一峰治疗胃病，善于使用小剂量黄连配吴茱萸或龙胆草配吴茱萸，着眼于调畅气机、疏泄肝气。

《黄一峰医案医话集》："黄老治疗胃病比较重视疏调肝气，注意七情因素……黄老临诊用药常常着眼于气机的调理，气行则气血痰火湿食等邪，皆能消散。如在治疗慢性胃炎或溃疡病时，症见胃脘痛、嗳气、嘈杂、吞酸、口苦、胸闷，舌薄红、脉细弦者，常用轻量川连（或龙胆草）、吴萸，一苦一辛，苦辛通降，借以泄木；用绿萼梅（或旋复花）、青陈皮、白檀香、川楝子等疏肝气、降胃气；痛甚兼胃寒者则用沉香末、肉桂末、良附丸之属。"

如黄老治案："陈××，女，36岁。胃病10年，痛无定时，劳累后疼痛甚，近因消瘦明显，食欲不振，纳后脘胀，嗳气胸痞，偶有吞酸，舌质淡红，苔薄白微腻，脉象细弦……审证求因，病者平素寡言抑郁。黄老认为此情志不舒，木失条达，肝气侮脾，和降失常。方拟疏肝理气，苦辛泄降，先从气结治。药用龙胆草1.5g，淡吴萸1.5g，青陈皮各5g，绿萼梅9g，制香附9g，砂仁2g，鸡金9g，乌梅9g，白芍9g，生紫菀5g，刺猬皮9g，麦芽15g。服药七剂，脘胀胸痞顿减，继以调肝和胃法，连续治疗半年，症状基本消失。"

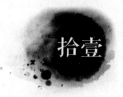

拾壹

人身诸病，多生于郁

——越鞠丸漫谈

（一）越鞠丸属理气剂？

临证之初，笔者在很长一段时间内都不理解越鞠丸方为什么列于《方剂学》的"理气剂"中，且为"理气剂"之首方。

《方剂学》明确指出："凡以理气药为主组成，具有行气或降气作用，治疗气滞或气逆证的方剂，统称理气剂。"但越鞠丸方的组成并非以理气药为主。

书中亦指出，越鞠丸功用是行气解郁，主治六郁证。那么，临证时面对一郁证患者，如何判断其为六郁证还是肝郁证？

越鞠丸方用5味药，治疗6种郁，唯有痰郁未用化痰药。通常解释为痰郁乃气滞湿聚而成，若气行湿化，则痰郁随之而解。

那么，是否所有痰郁都可以不用治痰之药？倘若血郁乃气滞而成，是否可以不用活血之药？

诸多疑问无法回答。

不明方理，也就无法使用该方。

偶然机会，见一老医治疗一胃痛患者，处方仅5味药，服3剂即痛止胀除。这5味药正好是越鞠丸原方。

高建忠 读方与用方

笔者反思，倘若该患者让自己诊治，是否会开出越鞠丸方？

答：不会。因为自己不识越鞠丸证。

于是，始阅读《丹溪心法》，思考越鞠丸方。

（二）越鞠丸是治疗六郁的示例方

越鞠丸方出自《丹溪心法·六郁》："越鞠丸：解诸郁。又名芎术丸。苍术，香附，抚芎，神曲，栀子各等分。上为末，水丸如绿豆大。"

何为"诸郁"？

"余戴云：郁者，结聚而不得发越也。当升者不得升，当降者不得降，当变化者不得变化也。此为传化失常，六郁之病见矣。气郁者，胸胁痛，脉沉涩；湿郁者，周身走痛，或关节痛，遇寒则发，脉沉细；痰郁者，动则喘，寸口脉沉滑；热郁者，瞀闷，小便赤，脉沉数；血郁者，四肢无力，能食便红，脉沉；食郁者，嗳酸，腹饱不能食，人迎脉平和，气口脉紧盛者是也。"（见《丹溪心法》）

六郁表现各有不同，那么，一方如何能通治？

《丹溪心法·六郁》在此段文字之下，越鞠丸方之上，又有一段文字："气郁：香附（童便浸），苍术（米泔浸），抚芎。湿郁：白芷，苍术，川芎，茯苓。痰郁：海石，香附，南星（姜制），栝楼（一本无南星、栝楼，有苍术、川芎、栀子）。热郁：山栀（炒），青黛，香附，苍术，抚芎。血郁：桃仁（去皮），红花，青黛，川芎（抚芎亦可），香附。食郁：苍术，香附，山楂，神曲（炒），针砂（醋炒七次，研极细）。春加芎，夏加苦参，秋冬加吴茱萸。"

读了这段文字，我们就能明白，其实越鞠丸方只是治疗诸郁的示例方而已，是示例后学者以组方之法，而重点并不在于传承一张解诸郁的有效方剂。

朱丹溪弟子戴思恭在《推求师意》中说："郁病多在中焦。六郁例药，诚得其要。"一个"例"字，道出其要。

也许，朱丹溪治疗诸郁只是随证组方，并没有一张固定方剂。其弟子们在整理老师的经验时，根据其常用药物组出了一张方剂，取名越鞠丸。

把越鞠丸方看作一法，而非一方，对我们灵活治疗"诸郁"是大有裨益的。

（三）越鞠丸证的病位

越鞠丸证的病位在哪里？

换句话说，六郁证的主要病位在哪里？

"当升者不得升，当降者不得降，当变化者不得变化也。此为传化失常，六郁之病见矣"。体会戴元礼所说的这段话可知，升、降的枢纽在于脾胃，变化的部位在于脾胃，传化的主要脏腑也是脾胃，可见六郁证的主要病位是脾胃。

这样理解，也就与朱丹溪所说"凡郁皆在中焦"相吻合。

明确病位在脾胃而不在肝，有助于我们临证时对越鞠丸证与四逆散证、柴胡疏肝散证、逍遥散证等方证的区别。

可以这样说：越鞠丸证与四逆散证、柴胡疏肝散证、逍遥散证等方证的主要区别，并不在于六郁与气郁、肝郁的不同，而在于病位的不同。

同样以一方统治诸郁，赵献可是从肝胆立论的，《医贯·郁病论》云："……予以一方治其木郁，而诸郁皆因而愈。一方者何？逍遥散是也。"

立论不同，病位有别，临证需体会。

（四）越鞠丸方的主药

越鞠丸方的主药为何药？或者说治疗"六郁"的方剂是否有主药？

也许有学者会说，原方本以示法，六郁各有偏重，也就不可能有固定主药。

如《医宗金鉴·删补名医方论》中说："……故用香附以开气郁，苍术以除湿郁，抚芎以行血郁，山栀以清火郁，神曲以消食郁。此朱震亨因五郁之法，而变通者也。五药相须，共收五郁之效。然当问何郁病甚，便当以何药为主。至若气虚加人参，气痛加木香，郁甚加郁金，懒食加谷蘖，胀加厚朴，痞加枳实，呕痰加姜、夏火盛加萸、连，则又存乎临证者之详审也。"

此段论述，颇符合临证应用。

而读《丹溪心法》，越鞠丸方是有主药的，或者说朱丹溪解诸郁是有主药的，主药是苍术、抚芎（川芎）。"苍术、抚芎，总解诸郁，随证加入诸药。凡郁皆在中焦，以苍术、抚芎开提其气以升之。假如食在气上，提其气则食自降矣。余皆仿此"（《丹溪心法》）。

这应该是越鞠丸又名芎术丸的原因。

苍术入足阳明、足太阴经，燥湿运脾；川芎入厥阴经、少阳经，活血祛风。苍术可以恢复脾之升清，川芎有助恢复肝之疏泄。明确二药为主药，提醒我们在治疗郁证临证组方时，时时注意恢复气机之升降，恢复脏腑之生生之气。

金元四大家都重视"郁"，都重视治郁。刘完素、张子和重视邪实致郁，治郁重在治疗邪气；李东垣重视正虚致郁，治郁重在治疗正气（脏腑）；朱丹溪之"六郁"是从邪实立论的，但明显受东垣学说的影响，治疗邪实的同时注意恢复脏腑自身的功能。这一点，可以从越鞠丸以苍术、抚芎为主药得以体现。

至于部分学者认为当以香附为主药，是囿于对郁的认识总也无法突破气郁、肝郁的范畴。如张秉成在《成方便读》中指出："……而治郁者必先理气，以气行则郁行，气阻则郁结耳。故首以香附流行气分之品为君……"临床上，有气行则郁解者，也有郁解则气行者。越鞠丸治郁，当属后者。

（五）人身诸病，多生于郁

朱丹溪说："气血冲和，万病不生，一有怫郁，诸病生焉。故人身诸病，多生于郁。"（《丹溪心法》）

这句话从字面理解非常容易，但要真正在临床上理解这句话，把这种认识融入到日常临证中，是有一定难度的。

很多名言，记住容易明白难！

尝在朱进忠老师门诊抄方，见朱老治疗慢性痹痛类病变，每以上中下通用痛风丸治疗。该方在《丹溪心法》中组成为："南星（姜制）、苍术（泔浸）、黄柏（酒炒）各二两，川芎一两，白芷半两，神曲（炒）一两，桃仁半两，威灵仙（酒拌）三钱，羌活三钱（走骨节），防己半两（下行），桂枝三钱（行臂），红花（酒洗）一钱半，草龙胆半钱（下行）。"

《医方集解》中说："此治痛风之通剂也。黄柏清热，苍术燥湿，龙胆泻火，防己行水，四者所以治湿与热也。南星燥痰散风，桃仁、红花活血去瘀，川芎为血中气药，四者所以治痰与血也。羌活祛百节之风，白芷祛头面之风，桂枝、威灵仙祛臂胫之风，四者所以治风也。加神曲者，所以消中州陈积之气也。疏风以宣于上，泻热利湿以泄于下，活血燥痰消滞以调其中，所以能兼治而通用也。证不兼者，以意消息可矣。"

单从方解看，组方之理似也不难理解。但仔细想来，见热清热，见湿化湿，用药似有杂凑之嫌。不明本方之组方理念，也就无法真正理解和应用本方。

当笔者将上中下通用痛风丸方药物按其类别写于纸上，试图找寻其组方理念，突然发现，本方的组成是这样的：

气郁：苍术、川芎。

湿郁：苍术、白芷、羌活、威灵仙。

痰郁：天南星。

血郁：桃仁、红花、川芎。

食郁：苍术、神曲。

火郁：黄柏、防己、草龙胆。

风寒郁：桂枝、白芷、羌活。

本方实为越鞠丸方的加减方，或者说，本方与越鞠丸方组方理念如出一辙。

这一发现的意义在于，明白朱丹溪治疗"痛风"的上中下通用痛风丸是按治疗郁证理念组方的。

"痛风"都可以视作"郁证"治疗，那么"人身诸病，多生于郁"就很好理解了。

反过来，对上中下通用痛风丸的认识，也有助于我们在临床上认识和辨别郁证，有助于我们辨识越鞠丸方证和使用越鞠丸方。

自然，我们也可以理解朱丹溪治疗鼻渊的方剂了。《丹溪心法·鼻病七十六》："治鼻渊：南星、半夏、苍术、白芷、神曲、酒芩、辛夷、荆芥。上水煎，食后服。"

此方同样治郁，同样是越鞠丸方的类方。

陈修园在《女科要旨》中谈到越鞠丸时说："《易思兰医案》治寒热虚实一切杂病，皆从此方变化，屡用屡验。"同时又提到时方启宫丸治疗妇人无子，启宫丸实由二陈汤、越鞠丸合方加减而成。

（六）越鞠丸为治邪实而郁者

《景岳全书》中有如下一段论述："凡诸郁滞，如气、血、食、痰、风、湿、寒、热，或表或里，或脏或腑，一有滞逆，皆为之郁，当各求其属，分微甚而开之，自无不愈。气郁者，宜木香、沉香、香附、乌药、藿香、丁香、青皮、枳壳、茴香、厚朴、抚芎、槟榔、砂仁、皂角之类；血郁者，宜桃仁、红花、苏木、肉桂、延胡、五灵脂、牡丹皮、川芎、当归、大黄、朴硝之类；食郁者，宜山楂、麦芽、神曲、枳实、三棱、蓬术、大蒜、萝卜，或生韭饮之类；痰郁者，宜半夏、南星、海石、栝楼、前胡、贝母、陈皮、白芥子、玄明粉、海藻、皂角、牛黄、天竺黄、竹沥之类；风郁者，宜麻黄、桂枝、柴胡、升麻、干葛、紫苏、细辛、防风、荆芥、薄荷、生姜之类；湿郁者，宜苍术、白术、茯苓、泽泻、猪苓、羌活、独活之类；寒郁者，宜干姜、肉桂、附子、吴茱萸、荜茇、胡椒、花椒之类；热郁者，宜黄连、黄柏、黄芩、栀子、石膏、知母、龙胆草、地骨皮、石斛、连翘、天花粉、玄参、犀角、童便、绿豆之类。以上诸郁治法，皆所以治实邪也。"

此段论述，所论诸郁较六郁广，然治法用药，仍不出越鞠丸法。学习这段文字，对我们临证广用、活用越鞠丸大有帮助。

每一病证都有虚、实之分，郁证也不例外。有因邪实而郁者，有因正虚而郁者。学习这段文字，我们可以更为清晰地明白，越鞠丸为"治实邪"之方。明确这一点，有助于我们临证时鉴别越鞠丸证、逍遥散证以及归脾汤证等方证。

谈到治实邪之郁者，笔者想到了"经方"。张仲景是治疗实邪致郁之大家：寒郁用麻黄、桂枝，甚或细辛、附子；热郁用柴胡、黄芩，或石膏、知母；积滞用大黄、芒硝；气滞用枳实、厚朴；血郁用桃仁、大黄；饮郁用桂枝、茯苓……如此想来，从越鞠丸方中，可以隐约感知到越鞠丸方与经方之间的某种联系。大而言之，我们似乎可以看出金元医学对经方医学的传承与发展。

反过来，我们不妨使用越鞠丸方的这种组方理念，在临床上去指导经方的加减与分合，有助于我们"圆机活法"用经方。

（七）越鞠丸证舌苔多浊腻

治疗白某，女，42岁，2010年9月17日初诊。

近1个多月胃痛时发，胃脘痞胀，纳食极少，胸胁胀满，右乳胀痛，大便不调（或秘或泻），睡眠欠佳。语声无力，身体消瘦，面色黄白，郁郁不乐。舌质暗红，舌苔浊腻，脉细弦。

证属脾虚肝郁，邪浊中阻，治以祛邪开郁为先，越鞠丸方加减。

处方： 川芎9g，生苍术12g，香附12g，栀子12g，淡豆豉12g，焦神曲12g，炒莱菔子12g，焦山楂12g。4剂，水煎服。

2010年9月21日二诊：服上方有效，胸脘稍畅，苔浊有所减轻。上方加姜半夏9g，陈皮9g，7剂，水煎服。

2010年9月28日三诊：胃痛渐缓，纳食渐增，胸胁胀满明显减轻。舌质暗红，舌苔转白，脉细弦。转方以逍遥散合温胆汤加减疏调肝脾，和胃化痰。

处方： 柴胡9g，当归12g，生白芍12g，姜半夏9g，陈皮12g，茯苓12g，生白术12g，鸡内金12g，枳实9g，竹茹9g，炙甘草3g。7剂，水煎服。

2010年10月5日四诊：诸症明显好转，胸乳胁脘舒畅许多，纳食、睡眠均可。舌质暗红，舌苔薄白，脉细弦。治以逍遥散加减疏调肝脾。

处方： 柴胡9g，当归12g，生白芍12g，茯苓12g，生白术12g，鸡内金12g，陈皮9g，炙甘草3g。7剂，水煎服。

药后诸症俱消，停药。

按： 本案为郁证无疑。郁证而见体虚，补虚解郁似为正法。然临证当讲究标本先后，如邪实而早用补药，往往正虚不得补，郁滞不得开。

越鞠丸证为邪实郁滞，且中焦升降失常，临证往往见舌苔浊腻。如舌苔薄白甚或薄少，往往非越鞠丸证，甚或为越鞠丸方之禁忌证。

而逍遥散证为脏虚而郁，临证往往见舌苔薄白。如舌苔浊腻，往往非逍遥散证，或非单纯逍遥散证。

张璐在《张氏医通》中谈到越鞠丸时明确指出："阴虚多火禁用。"并谓："石顽曰：郁证多缘于志虑不伸，而气先受病，故越鞠、四七始立也。郁之既久，火邪耗血，岂苍术、香附辈能久服乎？是逍遥、归脾继而设也。"

无论阴虚多火，还是火邪耗血，除症状、脉象外，舌象是很重要的诊察手段。

至于脉象，单一湿邪郁滞即可见"脉无定体"，何况诸邪杂合，且诸邪多少不一，越鞠丸证很难见特有之脉。

上案中，先用越鞠丸，接用逍遥散，用方、转方的主要凭据为舌苔。

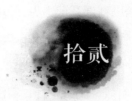

脾经伏火用泻黄

——泻黄散漫谈

（一）泻黄散出处

泻黄散出自宋代医家钱乙所著《小儿药证直诀》："泻黄散，又名泻脾散，治脾热弄舌。藿香叶七钱，山栀子仁一钱，石膏五钱，甘草三两，防风四两（去芦，切焙）。上锉，同蜜酒微炒香，为细末，每服一钱至二钱，水一盏，煎至五分，温服清汁，无时。"

在《小儿药证直诀》中，尚有两处见到泻黄散，一处是"目内证"条下："黄者，脾热，泻黄散主之。"另一处是"弄舌"条下："脾脏微热，令舌络微紧，时时舒舌。治之勿用冷药及下之，当少与泻黄散，渐服之。"

（二）泻黄散主治脾热

从原文中我们可以读到，泻黄散主治"脾热"。脾热的具体表现是小儿"弄舌"，尚有"目内黄"。

后世方书多谈脾虚、脾寒及脾湿者，极少谈脾热。只有在谈到泻黄散的主治时，才会提到一个似乎属于该方的专用名词"伏火"，或称"脾中伏火""脾经伏火""脾胃伏火"。李东垣书中所称"伏火"与此处"伏火"有别。

细思，火或热，与伏火的区别在于：前者上达外散，后者郁伏不散。治疗上，前者清中需泻，后者清中需散。

也许，泻黄散的主治由"脾热"演变成后世的"脾中伏火"，是后世医家为解读方中防风、藿香的作用，而以方测证的结果。

那么，"脾中伏火"的具体表现有哪些呢？《医方集解》中指出："（泻黄散）治脾胃伏火，口燥唇干，口疮口臭，烦渴易饥，热在肌肉。"

从理论上讲，脾主肌肉、四肢，开窍于口，唇为脾之外候；脾恶湿，主运化水湿。脾中伏火的具体表现应该是唇、口、肌肉、四肢之处的火热类病变，也可合有湿邪。从历代医家的记载来看，多见唇口干燥、唇红唇肿、唇疮脱屑、口疮龈肿、弄舌舌裂，以及好发于口、舌、唇、面、四肢之疮疹。

（三）泻黄散何药为君

泻黄散由五味药组成，非大方复治，应该有明确的君药。令笔者好奇的是，历代方书绝少明确谈该方以何药为君。

那么，泻黄散以何药为君？

部分医家对该方的方解较为精彩，如吴昆《医方考》言："唇者，脾之外候；口者，脾之窍，故唇口干燥，知脾火也。苦能泻火，故用山栀；寒能胜热，故用石膏；香能醒脾，故用藿香；甘能缓脾，故用甘草；用防风者，取其发越脾气而升散伏火也。"

又如王旭高《退思集类方歌注》言："栀子、石膏泻肺胃之火，藿香辟恶除臭，甘草调中泻热。重用防风者，能发脾中之伏火，又能于土中泻木也。诸药微炒香，则能皆入于脾。用蜜、酒调服，则能缓于中上。盖脾胃伏火，宜徐徐而泻却，非比实火当急泻也。"

从上述方论中，我们只能读出该方由三组药物组成：泻火药、醒脾药和散火药，并没有提到以哪组药为主。

原方中防风用量最重，甘草用量次之，并且与另外三味药的剂量差别较大。按理说，防风当为君药。但防风味辛气温，君以防风泻脾热，似乎也不合临床实际。

那么，甘草可否为君药呢？生甘草味甘走脾，具有很好的清热泻火之功，《伤寒论》中治疗"少阴病，二三日，咽痛者"用甘草汤，即由单味甘草组成。《汤液本草》在甘草条下有："《象》云：生用大泻热火……性缓，善解诸急。"以生甘草甘缓泻脾为君，治小儿"脾热弄舌""脾脏微热"，于理可通，也符合临床。

当然，很少有医家会认同甘草为君，也很少有医家在使用泻黄散时重用甘草。但基于《小儿药证直诀》所载之方、治，笔者认为以甘草为君似较为合理。至于泻黄散用于成人，以栀子、石膏等泻火药为君，这属于后世医家在原方基础上的扩展应用。

近代医家张山雷在《小儿药证直诀笺正》中指出："甘草大甘，已非实热者必用之药。"这是忽略了生甘草与炙甘草功效之别，忽略了泻黄散在此处治疗小儿病，治疗"脾脏微热"且有风动"弄舌"之象。

当前临床上，处方中生甘草作为君药出现，已经很少能见到。笔者见山区牧羊人至今仍保持一种传统做法，就是每年秋天去地里刨上一大捆甘草，次年暑天时用甘草煎一大锅汤给群羊喝下，一个暑天可以喝2次或3次，以保证群羊不"上火"生病，顺利度过暑天。实践证明，这种做法是行之有效的。笔者认为，甘草的这种用法当为地道中医的余绪，值得我们临床思考。

（四）泻黄散方中防风独重？

关于防风在泻黄散方中用量独重，王旭高解释为："重用防风者，能发脾中之伏火，又能于土中泻木也。"

脾热，治以泻脾，重用防风（约占全方总剂量的二分之一），无论如何做解，似乎都不符合临床。尽管"伏火"须散，但伏火毕竟是火，与"伏寒"不同，治以辛温为主，确有以热增热之弊。

张山雷在《小儿药证直诀笺正》一书泻黄散方下，对方中使用防风提出了自己的看法："方为脾胃蕴热而设，山栀、石膏，是其主宰，佐以藿香，芳香快脾，所以振动其生机。甘草大甘，已非实热者必用之药，而防风实不可解，又且独重，其义云何，是恐有误。乃望文生义者，且曰取其升阳，又曰以散伏火。须知病是火热，安有升散以煽其焰之理，汪切庵书，最是误人。且诸药分量，各本皆异，轻重太不相称，盖沿误久矣！"

又说："后人更有所谓泻黄饮者，云治风热在于脾经，口唇热裂。药则防风之外，更有白芷、升麻，燥烈温升，大可骇咤。则即因钱氏方有防风而更进一层。东坡所谓李斯师荀卿而尤甚者也。"

论中提到两个观点：一是方中防风独重，恐有误；二是治热不该用防风升散。

关于治热用升散，实为临床常用之法。一方面，治疗伏热、郁热，在清热药中佐用升散药，能明显提高疗效；另一方面，治疗火热证之症状表现在头面部者，即使邪热没有明显的伏与郁，在清热的同时佐用升散药，也能明显提高疗效。

注意，这两种用法，升散药都为佐用。如以升散药为主，则有"升散以煽其焰"之弊。

关于防风独重，传抄有误可能性极大。《小儿药证直诀》是由"宣教郎大梁阎孝忠"整理而成，阎并非以医为业，而其成书过程是："余家所传者，才十余方……于亲旧间，始得说证数十条。后六年，又得杂方……比于京师，复见别本。然检著旋传，皆杂乱。初无纪律，互有得失，因得参校焉。其先后则次之，重复则削之，讹误则正之，俚语则易之。"（见"阎孝忠序"）

可见本书并非钱乙本人次第写成，而是由他人辗转传抄、杂乱组合又经校正而成。成书已然如此，而在其流传过程中，"自元以还，多亡失窜易，既得《玉函经》刻之，而此又求之三十年，近始获焉。手自厘正，还其旧贯，次第开行"（见"重刻钱氏小儿药证直诀序"）。我们完全有理由怀疑，如今所见到的书中的泻黄散，与钱乙笔下的泻黄散是可以不同的，包括药物、剂量。何况张山雷也提到"诸药分量，各本皆异"。

（五）防风为"风药中之润剂"？

吴昆在《医方考》中提到泻黄散所治唇口干燥，用药当就润避燥，方中之所以用防风，"东垣已言之矣，防风乃风药中之润剂也"。

防风辛温燥散，如何能润？

王好古在《汤液本草》防风条下有："东垣云：防风能制黄芪，黄芪得防风其功愈大。又云：防风乃卒伍卑贱之职，随所引而至，乃风药中润剂也，虽与黄芪相制，乃相畏而相使者也。"

细细品读这段文字，似乎此处的"润"并非滋润之意，"润剂"并非"燥剂"之对立面。

防风之所以被称其为"风药中润剂"，是基于"防风乃卒伍卑贱之职，随所引而至"，是言其配伍，而非功效。

《汤液本草》中明言："《心》云：又去湿之仙药也，风能胜湿尔。"防风乃去湿之剂，而非滋润之剂。

另，《汤液本草》在防风条下言："足阳明胃经、足太阴脾经，乃二经之行经药。"把泻黄散中的防风理解为治脾之引经药，似无不可。当然，这绝非钱乙制方之本意，钱乙尚不知药物有归经之说。

（六）泻黄散方中用藿香

关于方中藿香，方书多谓其"醒脾"。

《汤液本草》中言其"入手足太阴经……《心》云：芳馨之气，助脾开胃，止呕"。

小儿"脾常不足"，脾胃娇嫩，用药稍有不慎即可影响其胃纳脾运。在泻脾方中佐用一味"助脾开胃"之品，实为高明之作。

笔者临证治疗中、上焦热证时，常喜在清热药中佐用一味藿香，往往收热去胃开之效。

值得注意的是，此处藿香与常用消食开胃之"焦三仙"有升降之别，藿香升脾而焦三仙降胃，不可混同。

（七）泻黄散方中不用黄连？

吴昆在《医方考》中指出："或问何以不用黄连？余曰：黄连苦而燥，此有唇口干燥，则非黄连所宜，故惟栀子之苦而润者为当耳。"

王旭高在《退思集类方歌注》中指出："脾中伏火，何以不用黄连？吴鹤皋谓恶其燥者，非也，乃恶其遏也。"

笔者倒认为，黄连未尝不可用。凡清泻中焦的苦寒之品似都可择用。此处唇口干燥为邪热所致，并非阴津不足所致，泻其热则干燥当愈，谈不上恶黄连之燥。事实上，藿香、防风较黄连更燥。

至于恶黄连之遏，于理更是不通。有藿香、防风之辛、之温，何惧黄连之遏？何况临证可以在剂量上调整辛温与苦寒之比例。

如果黄连确有不宜于该方之处，笔者倒认为当是"恶其苦"。俗语说"苦不过黄连"，患者为小儿，大苦之品确当慎用。

（八）泻黄散方影响东垣组方

近代医家冉雪峰在《冉氏方剂学》泻黄散方下指出："李东垣补中益气各方，升阳实脾，即从此脱化而出。为补为泻，为内为外，此中分际，殊耐领略，而方制脱化进演，亦历历可以汇考。特东垣方多温化，此为清化，一着补字，一着泻字，意义跃如，此其故。学者所当潜玩，各各体认也。"

东垣方是否从此脱化而来，有待研究。但《小儿药证直诀》一书对张元素、李东垣学说的形成是有着直接影响的。

钱乙在泻黄散中使用防风，李东垣在清胃散中使用升麻，尽管寒温不同，但同为升散之品，都有引经之用。

李东垣广用辛温升散药与寒凉沉降药组合为方，其手法确与泻黄散组方手法类同。

谈到李东垣，自然会想到"阴火"。泻黄散所治之热不属于"阴火"范畴，但二者似乎有一共性，就是都属郁滞之火，用李东垣的话说是"热伏地中"，治疗都需要升散。

（九）用方举例

曾治冯某，男，37岁，2010年11月17日初诊。

近1个月来双唇起疱疹，下唇为甚，中、西药物治疗效差。长期胃脘不舒，消化欠佳，大便偏干。2年前胃镜检查提示"胃溃疡"。舌质暗红，舌苔白，脉细弦缓。证属脾经伏热，治以清散脾经伏热为法，方用泻黄散加减。

处方：藿香10g，防风3g，鸡内金10g，黄连3g，生石膏15g，生甘草3g。7剂，水冲服。

2010年11月26日二诊：药后口唇疱疹明显减轻，消化好转，大便转利。舌质暗红，舌苔薄白，脉细弦缓。上方继服7剂。

2010年12月19日来诉：上方服后口唇疱疹完全消退，胃脘亦无不适。嘱生活注意摄养。

按：本案为日常诊治，证治方药并无特殊之处。笔者使用泻黄散，通常防风与甘草的量都小，而清热药依证择宜选用，如黄芩、黄连、石膏、栀子、桑白皮等。

又治解某，男，28岁，2011年8月3日初诊。

昨晚酒后出现右耳疼痛，渐加重至剧痛不得眠，诊为"右耳大疱性鼓膜炎"。舌质红，舌苔黄腻，脉弦数。证属肝胆湿热，治以清泻肝胆湿热为法，方用龙胆泻肝汤加减。

处方：藿香12g，防风3g，柴胡9g，黄芩12g，龙胆草6g，栀子12g，泽泻15g，川木通3g，生甘草3g。3剂，水煎服。

上方服1剂，耳痛明显减轻，服3剂痊愈。

按：本案并非泻黄散证，但笔者治疗病变在头面部的热证，喜在清泻方中加用藿香、防风两味，疗效较好。

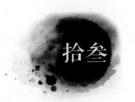

定喘之主方

——定喘汤漫谈

（一）定喘汤出处

定喘汤为临床治喘名方，出自明代学者张时彻所辑《摄生众妙方·哮喘门》："定喘汤：白果二十一枚（去壳扎碎，炒黄色），麻黄三钱，苏子二钱，甘草一钱，款冬花三钱，杏仁一钱五分（去皮尖），桑皮三钱（蜜炙），黄芩一钱五分（微炒），法制半夏三钱（如无，用甘草汤泡七次去脐用）。上用水三盅，煎二盅，作二服，每服一盅，不用姜，不拘时，徐徐服。诗曰：诸病原来有药方，惟愁齁喘最难当，麻黄桑杏寻苏子，白果冬花更又良，甘草黄芩同半夏，水煎百沸不须姜，病人遇此仙丹药，服后方知定喘汤。金陵有一浦舍，用此方专治齁疾，无不取效，此其真方也。"

我们无法得知该方的作者及制方本意，只知该方来源于民间，治喘有神效。

（二）治哮喘，有以定喘汤"起家"者

在《续名医类案·喘》中提到该方："金陵一铺治哮喘，名白果定喘汤，服之无不效者，其人以此起家。"从方剂组成看，此处白果定喘汤即定喘汤，

剂量稍有出入。案后有一段按语："琇按：此方惟风寒外感者宜用。若上盛下虚，气不归元者，服之立毙。如不问虚实，概行与之，虽起家而杀人多。然今之时师执方治病，谬为知服，其人亦未必不起家，而其罪则加等矣。"

按语中提到本方治上实之喘，而不可泛用于下虚之喘，诚是。喘为病而不是证，方治证而不是病，用方仍宜随证治之。

为医最忌偏执。一法、一方、一药可使一医成名、成家。若成名、成家后执滞而不能圆活，救人越多，害人也越多。正如按语中所说：虽起家而杀人多。

（三）定喘汤主治

方书多谓本方主治风寒外束、痰热内蕴之哮喘证，临证以痰稠色黄、舌苔黄腻、脉滑数为辨证要点。

清代医家王旭高在《退思集类方歌注》中指出："此定喘之主方也。凡病哮喘，多由寒束于表，阳气并与膈中，不得泄越，故膈间必有痰热胶固，斯气逆声粗而喘作矣。治之之法，表寒宜散，膈热宜清，气宜降，痰宜消，肺宜润，此方最为合度。"

（四）对定喘汤主治的疑问之一

单从药物组成分析，治疗太阳病伤寒表实证的麻黄汤去桂枝即为治疗喘逆上气的三拗汤。三拗汤加石膏即是治疗肺热咳喘之麻杏石甘汤，加薏苡仁即是治疗卫表湿痹之麻杏苡甘汤。此处的三拗汤已基本不具备解除外感风寒之效，而重在宣降肺气。

倘若咳喘是由湿痰蕴肺所致，我们就可以按上述方式组方，用三拗汤宣降肺气，加紫苏子燥湿化痰，或加二陈汤燥湿化痰。

如果我们选用三拗汤合二陈汤，以紫苏子易半夏，再加一味泻肺的桑白皮，即成治疗"风寒束肺痰不爽"之华盖散：麻黄、紫苏子、杏仁、橘红、桑白皮、茯苓、甘草。

华盖散去茯苓、陈皮，加半夏、黄芩、白果、款冬花，即是定喘汤。

半夏与茯苓、陈皮，都属于治疗痰湿类药，有热加黄芩，也属临证处方加减之法。由华盖散变为定喘汤，特征性的改变是加用了白果、款冬花。

白果与款冬花均有敛肺定喘止嗽之功，可归于古人所说的"劫药"范畴，有"劫喘"之功。

定喘汤是否源于华盖散不得而知，但至少有这么一种可能：古人在使用华盖散加减（或三拗汤加减）治疗喘证时，发现加用白果、款冬花会大大提高平喘之功。屡试屡验，日久便演变成一张组成相对固定的方剂，为便于传习，笔之于书，即为定喘汤。

这样分析下来，定喘汤主治证中似乎不应该有"风寒外束"。方中一味麻黄伍于一队治里药之中，且明言"不用姜"，似乎也不足以外解风寒。麻黄之用，重在与杏仁、紫苏子配伍，与白果、款冬花配伍，一宣一降，一散一敛，调节、恢复肺气之宣降。清代医家费伯雄在《医方论》中指出："治痰先理气，不为疏泄则胶固不通，此定喘用麻黄之意也。"麻黄在方中重在治气，值得临证体会。

当然，有"风寒外束"也是可以使用定喘汤的，只是在组方时，需进行适当的加减。

（五）对定喘汤主治的疑问之二

痰热内蕴，症见痰稠色黄、舌苔黄腻、脉滑数，通常我们会想到清气化痰丸证，而很少想到定喘汤证。

定喘汤方中，清热药只有黄芩、桑白皮两味药，与紫苏子、半夏相合，确有清化痰热之效。但全方偏温，若真见痰稠色黄、舌苔黄腻、脉滑数，定喘汤绝非适宜之方，除非加大清化痰热的力量，减少温药的力量，使全方偏于清泻。况且，痰热壅盛，也非白果、款冬花之温敛所宜。

由此，我们似乎不容易从原方的组成中，分析出定喘汤证的病机。

也许，原方的作者使用该方也并非完全按证而用（辨证加减是需要的）。哮喘之发，或受风寒而诱发，或哮喘发作之本身即为风动之象。发作之时，痰升气阻，肺失宣降。故治疗时，治风、治痰、治气为必需。为求速效，加以"劫喘"之药。痰阻气滞易于化热，且用药偏温更宜助邪化热，故佐以清热泻肺之品也为必需。

或许，如此破解定喘汤，把定喘汤看作一张治疗哮喘之"专方"，治风、治痰、治气、治实、治热，更符合临床。

（六）定喘汤治疗咳嗽

笔者临证常用定喘汤治疗咳嗽，表现为发作性、连续性咳嗽，西医多诊断为"咳嗽变异性哮喘"者。

曾治刘某，男，42岁，2010年11月26日初诊。

近3个月来发作性咳嗽，发时呈连续干咳，伴胸憋、遗尿，待咳出少许黏痰方止，遇冷风及刺激气味易发。多方治疗不效。纳可，便调。舌质淡暗，舌苔薄白腻，脉缓。

本案病呈发作性，不发作时如常人，按常规辨证较难。考虑发作性为风动之象，发时胸憋、遗尿为肺气宣降失常之象，舌象提示痰湿，舌象、脉象不提示热象（且四诊所得也不提示明显寒饮之象）。故选用定喘汤加减祛风止咳，宣降肺气，泻肺化痰。

处方：生麻黄3g，炒杏仁12g，白果9g，款冬花12g，姜半夏9g，桑白皮15g，炒紫苏子12g，黄芩9g，炙甘草3g。7剂，水煎服。

2010年12月3日二诊：服上方1剂即明显见效，现偶发咳嗽，且咳嗽较轻，已无胸憋、遗尿。舌苔转薄白。上方隔日服1剂，继服7剂。

药后无不适，停药。

按：本案主症为咳嗽，既无风寒外束，也无痰热内蕴，而取用定喘汤治疗效果较好。如取用常规治咳套方，多无效。

定喘汤原方中白果21枚，约30g左右，"劫喘"力量足够，但临证恐有中毒之虑。王旭高在《退思集类方歌注》中即指出："白果收涩，（原方）二十一枚恐太多，宜减之。"笔者临证成人常用9g，配以麻黄3g（少数用6g），取效倒也快捷。

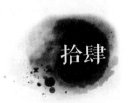

气化则湿亦化也

——三仁汤漫谈

（一）三仁汤主治湿温病

三仁汤方出自清代医家吴鞠通《温病条辨·上焦篇》第四十三条："头痛恶寒，身重疼痛，舌白不渴，脉弦细而濡，面色淡黄，胸闷不饥，午后身热，状若阴虚，病难速已，名曰湿温。汗之则神昏耳聋，甚则目瞑不欲言，下之则洞泄，润之则病深不解。长夏、深秋、冬日同法，三仁汤主之。"

三仁汤主治湿温病。

那么，什么是湿温病？

《温病条辨·上焦篇》第一条指出："湿温者，长夏初秋，湿中生热，即暑病之偏于湿者也。"

可以这样说，湿温病是湿热为患之病，长夏初秋多发。三仁汤主治湿温病，症见头痛恶寒、身重疼痛、舌白不渴、脉弦细而濡、面色淡黄、胸闷不饥、午后身热者。

当代医家胡希恕在《胡希恕讲温病条辨拾遗》中谈到三仁汤证时指出："此即湿遏热郁的风湿表证，正宜麻黄杏仁薏苡甘草汤，取微汗为治。"

三仁汤证，即麻黄杏仁薏苡甘草汤证吗？

麻黄杏仁薏苡甘草汤证出自《金匮要略·痉湿暍病脉证治第二》第二十一

条："病者一身尽疼，发热，日晡所剧者，名风湿。此病伤于汗出当风，或久伤取冷所致也。可与麻黄杏仁薏苡甘草汤。"此方主治湿痹。

什么是湿痹?

《金匮要略·痉湿暍病脉证治第二》第十四条说："太阳病，关节疼痛而烦，脉沉细者，此名湿痹。"

条文提到太阳病。湿痹表现虽类似太阳病，但不是太阳病，太阳病属于"伤寒"。

吴鞠通在三仁汤证下也提到"伤寒"："头痛恶寒，身重疼痛，有似伤寒，脉弦濡而非伤寒矣。"

从上面的论述中我们可以看到：三仁汤治疗"湿温"，麻黄杏仁薏苡甘草汤治疗"湿痹"，麻黄汤治疗"伤寒太阳病"，三方所主治的"病"不同。

中医临床学，历来是主张"辨病"的，临床辨证不可以取代辨病。

通读上面的文字，我们也可以这样理解：临床上，面对以头痛恶寒、身重疼痛，或伴关节疼痛的患者，如诊见脉浮（浮紧），考虑伤寒太阳病，治疗可用麻黄汤方（或九味羌活汤方）。如脉不浮，即使太阳病症俱全，也要考虑此病不一定是太阳病，如脉不浮而见沉细，有可能是"湿痹"；如脉不浮，但见弦细而濡，则有可能是湿温。后者治疗不可以使用麻黄汤，可以考虑麻黄杏仁薏苡甘草汤、三仁汤等方。

至于吴鞠通在论中所提到的"状若阴虚"，阴虚又属于内伤病。外感湿温和内伤病从辨病的角度看也是不同的。

另外，论中所说"舌白"并非正常之薄白苔，而是比薄白苔更白的薄白腻苔。

（二）三仁汤证的主症

吴鞠通在三仁汤证中提到的主症有：头痛恶寒，身重疼痛，胸闷不饥，午后身热。

"头痛恶寒，身重疼痛"，临床所见往往症状较轻（明显轻于麻黄汤证和九味羌活汤证），甚至病人经常诉说为自觉周身难受，不畅快。这组症状是由湿热郁闭肺气，影响肺主皮毛功能，导致表气不畅所致。

"午后身热"是极容易被误诊的一个症状。

午后身热，易被临床医生理解为内伤病中的阴虚内热，故吴鞠通特意指出"状若阴虚"，然至今临床上仍不乏把湿热所致的午后身热误辨为阴虚所致者（临床带教，每见学生单以午后身热或手足心热先入为主地直辨为阴虚内热，全然不顾及舌苔和脉象，明显反映出"四诊合参"中医临床思维的欠缺）。实际上，《金匮要略》在麻黄杏仁薏苡甘草汤中已然提及风湿发热以傍晚时分为甚："病者一身尽疼，发热，日晡所剧者，名风湿。"日晡所，即指傍晚的时候。

"胸闷不饥"是最容易被忽略的一个症状。

胸闷不饥这一症状，在临床上容易被医者和病者忽视，而清代的温病学家们对这一症状特别重视，《临证指南医案》中多次提到"脘闷""脘闷不饥""胸痞""胸闷不食"等症状。这类症状较轻时，病者往往不会主动诉说，当医者问及时，则多会说自己觉得胸部和胃脘部（心下）不畅快。叶天士认为这组症状是由"肺气不得舒转，周行气阻"所致，吴鞠通认为乃"胸闷不饥，湿闭清阳道路也"所致。结合两位温病大家所说，我们可以认为胸闷不饥是由于湿邪闭阻肺气所致（"湿闭清阳道路"不可以理解为中焦的清升浊降障碍）。反过来可以认为，湿邪闭阻肺气的特征性症状是胸闷不饥（临证时，需要医者有意去问及）。

（三）三仁汤轻开上焦肺气

《温病条辨》载三仁汤方："杏仁五钱，飞滑石六钱，白通草二钱，白蔻仁二钱，竹叶二钱，厚朴二钱，生薏仁六钱，半夏五钱。甘澜水八碗，煮取三碗，每服一碗，日三服。"

书中并没有对三仁汤做详细方解，只是指出"惟以三仁汤轻开上焦肺气，盖肺主一身之气，气化则湿亦化也"。

当代方书对本方的解读，多从以药解方的角度，认为本方有"宣上畅中渗下"之功。如秦伯未在《谦斋医学讲稿》中指出："三仁汤为湿温证的通用方。它的配合，用杏仁辛宣肺气，以开其上；蔻仁、厚朴、半夏苦辛温通，以降其中；苡仁、通草、滑石淡渗湿热，以利其下。虽然三焦兼顾，其实偏重中焦。"陈潮祖在《中医治法与方剂》一书中也说："方中杏仁辛开苦降，开肺气，启上闸；蔻仁芳香化浊，与厚朴、半夏同用，燥湿化浊之力颇强；苡仁、滑石、通草皆甘淡渗湿之品，使湿邪从下而去；用竹叶、滑石略事清热，数药合用，则辛开肺气于上，甘淡渗湿于下，芳化燥湿于中。"

上述方解似无不通之处，临床使用三仁汤也确有宣上、畅中、渗下之功。但，有一个问题必须面对，就是创立"三焦辨证学说"的吴鞠通为什么要把本方证置于"上焦篇"而不是"中焦篇"，且明确指出本方的主要功效是"轻开上焦肺气"？当然，有一点可以肯定的是，作者绝不是无意或者笔误。

细读原文，在本方证论述中，有这样一句话："（湿温）上焦最少，病势不甚显张。中焦病最多，详见中焦篇。"细读"中焦篇"的"湿温"病内容，人参泻心汤方证中有"此邪已内陷，其势不能还表，法用通降，从里治也"的论述。读及此，我们可以明白，三仁汤所治证为邪在上焦之表，如邪入中焦之里，则当治以"通降"之法。当然，"三焦均受者，则用分消"，尚有"邪从上焦来，还使上焦去"一法。

这样，我们就明白吴鞠通把三仁汤置于"上焦篇"的用意和苦心。湿气弥漫，闭阻阳气，病位偏于肺表，治疗重在轻开宣化。主要病邪为"湿"，治疗目的为祛"湿"。治疗手段为"气化"，通过"气化"以达"湿化"。而反过来，诸症表现为"气不化"，"气不化"的原因为"湿不化"。三仁汤是通过"气化则湿亦化"来治疗"湿温"的，而最终达到的治疗效果是"湿化气亦化"。

读《清代名医医案精华》见吴鞠通医案："又前日左关独浮而弦，系少阳头痛，因暑而发。用清胆络法。兹关左已平其半，但缓甚。舌苔白厚而滑，胸中痞闷，暑中之热已解，而湿尚存也。议先宣上焦气分之湿：生苡仁五钱、飞滑石六钱、藿香梗三钱、杏仁泥五钱、半夏五钱、广郁金三钱、旋覆花三钱、广皮三钱、白通草一钱、茯苓皮三钱、白蔻仁（连皮）二钱。"很明显，本案用方为三仁汤加减方，案中治法为"宣上焦气分之湿"。

这时，我想到了后世的那句名言："湿热治肺，千古不易。"这里的"肺"，不是"脾"之笔误。

由此，我们可以再一次体会到，温病学家用药的轻灵自有他轻灵的妙处。

（四）三仁汤方中的主药

方书中多以杏仁、白豆蔻、生薏苡仁为方中主药。

以"三仁"为主药，与方名切合，似无疑义。

《温病条辨·中焦篇》第四十一条："（暑温）蔓延三焦，则邪不在一经一脏矣，故以急清三焦为主。然虽云三焦，以手太阴一经为要领。盖肺主一身之气，气化则暑湿俱化。且肺脏受生于阳明，肺之脏象属金，色白；阳明之气运亦属金，色白。故肺经之药多兼走阳明，阳明之药多兼走肺也。再肺经通调水道，下达膀胱，肺痹开，则膀胱亦开。是虽以肺为要领，而胃与膀胱皆在治中，则三焦俱备矣。"

吴鞠通在这里强调了湿热治肺的重要性，而三仁汤方无疑是湿热治肺的代表方。

那么，三仁汤方中哪些是治肺的主药呢？换句话说，我们面对湿热病证，如果要治肺，处方时重点需要用哪些药物呢？

读《温病条辨》中焦篇，在四十二条治疗"暑温伏暑，三焦均受"的杏仁滑石汤方，书中有详细方解："……故以杏仁、滑石、通草，先宣肺气，由肺而达膀胱以利湿；厚朴苦温而泻湿满；芩、连清里而止湿热之利；郁金芳香走窍而开闭结；橘皮、半夏强胃而宣湿化痰以止呕恶。俾三焦混处之邪，各得分解矣。"

　　杏仁、滑石、通草，宣肺利湿，三仁汤中也用到了这三味药。值得注意的是，杏仁、滑石、通草的用量，在三仁汤中分别是五钱、六钱、二钱，而在杏仁滑石汤中，分别是三钱、三钱、一钱。前者几乎是后者的倍量，这是为什么？

　　有没有这么一种可能，杏仁、滑石、通草重在宣肺气。上焦篇的三仁汤治疗重点在于上焦湿热，故重用；而中焦篇的杏仁滑石汤治疗重点在于以中焦为主的三焦湿热，故针对上焦的用药相对较轻。如果有这种可能的话，我们可以认为，三仁汤中治肺的主药是杏仁、滑石、通草。

　　吴鞠通在三仁汤原方中，排在前三位的药物是：杏仁、飞滑石、白通草。

　　不是说三仁汤方的主药一定是这三味，但三仁汤方中体现湿热治肺之法的主药是杏仁、滑石、通草。

（五）杏仁治湿自上受者

　　很多学者认为三仁汤证即是麻黄杏仁薏苡甘草汤证。之所以另创三仁汤，是因为江南温病学家们畏惧麻黄之故。

　　两方都是治湿之方、治肺之方。也许，主要区别确实在于一方倚重于麻黄，一方倚重于杏仁。

　　那么，三仁汤证是本该用杏仁呢，还是该用麻黄而不用呢？

　　麻黄，《神农本草经》中记载："味苦温。主中风伤寒头痛，温疟，发表出汗，去邪热气，止咳逆上气，除寒热，破症坚积聚。"

　　清代医家陈修园在《神农本草经读》中指出，麻黄"为发汗上药，其所主皆系无汗之症，太阳证中风伤寒头痛，发热恶寒，无汗而喘，宜麻黄以发汗。但热不寒，名曰温疟，热甚无汗，头痛，亦宜麻黄以发汗。咳逆上气，为手太阴之寒证；发热恶寒，为足太阳之表症，亦宜麻黄以发汗。即症坚积聚为内病，亦系阴寒之气凝聚于阴分之中，日积月累而渐成，得麻黄之发汗，从阴出阳，则症坚积聚自散。凡此皆发汗之功也"。

麻黄功在开表发汗。

杏仁，《神农本草经》中记载："味甘温。主咳逆上气，雷鸣，喉痹，下气，产乳，金疮，寒心，贲豚。"

陈修园在《神农本草经读》中指出，杏仁"'下气'二字足以尽其功用，肺实而胀，则为咳逆上气。雷鸣喉痹者，火结于喉为痹痛，痰声之响如雷鸣也，杏仁下气，所以主之。气有余便是火，气下即火下，故乳汁可通，疮口可合也。心阳虚，则寒水之邪自下上奔，犯于心位，杏仁有下气之功，伐寒水于下，即所以保心阳于上也"。

这里所说"下气"，即下肺气，我们现在多言"肃降肺气"。

李时珍在《本草纲目·果部》中指出："杏仁能散能降，故解肌散风、降气润燥、消积、治伤损药中用之。"

杏仁功在宣降肺气（以降为主）。

我们可以明确，麻黄主要作用于皮毛（表，太阳），功在恢复皮毛气机的正常出入（主要在"开"）；杏仁主要作用于肺，功在恢复肺气的正常宣降（主要在"降"）。

尽管"肺主皮毛"，但肺毕竟不是皮毛。所以说，麻黄和杏仁的作用部位、功效是有明显差别的。

吴鞠通在《温病条辨》中，把三仁汤证置于"上焦篇"，且明确指出"惟以三仁汤轻开上焦肺气，盖肺主一身之气，气化则湿亦化也"。也就是说，三仁汤是治肺之方，非治表之方，故用药首选治肺之杏仁，而不用治表之麻黄。可以这样说，杏仁治湿自上受者，麻黄治湿自表受者。

叶天士在《临证指南医案·暑》中有如下一段论述："暑必挟湿，二者皆伤气分。从鼻吸而受，必先犯肺，乃上焦病。治法以辛凉微苦，气分上焦廓清则愈。惜乎专以陶书六经看病，仍是与风寒先表后里之药，致邪之在上，漫延结锢，四十余日不解……经云：病自上受者治其上。"

这段话可以帮助我们从理论上理解治肺与治表之别。

（六）关于湿热治肺

三仁汤方体现了中医治疗学中的"湿热治肺"法则。

在藏象学说中，肺为五脏六腑之华盖，主通调水道，为水之上源。依常理推断，湿热从肺论治当为医者临证惯用之法。

然而，临证医者更为熟知的是脾居中焦，主运化水湿，湿热从中焦论治，如"湿热病属阳明，太阴者居多"（《湿热病篇》），"治湿之法，古人云宜理脾清热利小便为上"（《景岳全书》）。很多时候，对应该从肺论治的湿热病证也常从中焦论治，从湿热弥漫三焦角度解读三仁汤方，也与治疗湿热不离中焦的理论认识有关。

叶天士在临证实践中认识到"温邪上受，首先犯肺"（《温热论》），"暑热必挟湿，吸气而受，先伤于上。故仲景伤寒，先分六经；河间温热，须究三焦。大凡暑热伤气，湿着阻气。肺主一身周行之气，位高，为手太阴经"（《临证指南医案》）。华岫云在《临证指南医案》中总结叶氏治法："肺金清肃之气下降，膀胱之气化通调，自无湿火、湿热、暑湿诸症。"

吴鞠通在研读叶天士著作的基础上，不仅指出湿温病"中焦病最多"，且明确提到湿温病有在上焦者，治疗"惟以三仁汤轻开上焦肺气，盖肺主一身之气，气化则湿亦化也"（《温病条辨》），创立三仁汤方。

后学石寿棠在《医原》中，针对外感湿热证的治疗，提出此论："治法总以轻开肺气为主，肺主一身之气，气化则湿自化，即有兼邪，亦与之俱化……湿热治肺，千古定论也。"

不知石氏从何得出"千古定论"，但此语一出，"湿热治肺"被后世医家所传承。

雷丰在其著作《时病论》关于治疗湿温的"备用成方篇"中，列举了三仁汤和苍苓白虎汤（苍术、茯苓、石膏、知母、生甘草、粳米）等方，并指出："三仁汤，治湿温之轻者。苍苓白虎汤，治湿温之重者。"

高建忠 读方与用方

什么是"轻者"？什么是"重者"？重用三仁汤能不能治"重者"？轻用苍苓白虎汤能不能治"轻者"？这类论述似乎不符合临床实际。

实际上，三仁汤方治疗湿热困阻肺气者（病位在上焦），苍苓白虎汤治疗湿热困阻脾胃者（病位在中焦，所谓属阳明、太阴者）。

《时病论》中尚提到"清宣温化法"："治秋时晚发之伏暑，并治湿温初起。连翘三钱（去心），杏仁二钱（去皮尖，研），栝楼壳三钱，陈皮一钱五分，茯苓三钱，制半夏一钱，甘草五分，佩兰叶一钱。加荷叶二钱为引。"

清宣温化法，可从二陈汤加味中套出。与三仁汤方相比较，前者作用部位在肺胃，后者作用部位在肺卫。

（七）白豆蔻"散肺中滞气"

在笔者印象中，白豆蔻主入中、上焦，以中焦为主。而三仁汤方中，白豆蔻多被解作"畅中"之用。重新温习本草学后，发现白豆蔻"专入肺经"。

《汤液本草》白豆蔻条下记载："（白豆蔻）入手太阴经。《珍》云：主积冷气，散肺中滞气，宽膈，止吐逆，治反胃，消谷下气，进食。去皮用。《心》云：专入肺经，去白睛翳膜。"

又读《本草纲目》白豆蔻条下，见有："[时珍曰]按杨士瀛云：白豆蔻治脾虚疟疾，呕吐寒热，能消能磨，流行三焦，营卫一转，诸证自平。"

原来，白豆蔻可以通三焦、畅营卫？

进一步思考，三焦通调、营卫和畅有赖于肺气布达，而白豆蔻"专入肺经"，能"散肺中滞气"。

那么，三仁汤中选用白豆蔻，当取其"散肺中滞气""宽膈"之功，以进一步达到通调三焦、畅行营卫之用。

《临证指南医案》中，华岫云在"肺痹"后总结叶天士治肺方法时指出："开气则蒌皮、香豉、苏子、桔梗、蔻仁。"吴鞠通创制三仁汤时，也应该注意到了白豆蔻入肺开气之功效。

（八）薏苡仁"色白入肺"

三仁汤方中，薏苡仁多被解读为"渗下"之品。

印象中，薏苡仁属谷物之一，主入中焦，为淡渗利湿之品。《本草纲目》中说："[时珍曰]薏苡仁属土，阳明药也，故能健脾益胃。"

经方中，薏苡仁用以治湿、治痛、治脓，方如麻黄杏仁薏苡甘草汤、薏苡附子散、薏苡附子败酱散。

黄宫绣在《本草求真》中指出："薏苡仁（专入肺脾胃）书载上清肺热，下理脾湿，以其色白入肺，性寒泻热，味甘入脾，味淡渗湿故也。然此升少降多，凡虚火上乘，而见肺痿肺痈，因热生湿，而见水肿湿痹，脚气疝气，泄痢热淋，并风热筋急拘挛等症，皆能利水而使筋不纵弛，非若白术气味苦温，寒性不见，号为补脾要药矣。此止清热利水之味，用于汤剂，性力和缓，须倍他药。"

"色白入肺，性寒泻热，味甘入脾，味淡渗湿"，如此解读薏苡仁，则在三仁汤方解中也就没必要使用"渗下"二字了，因薏苡仁原本就是入肺之品。

（九）滑石上能发表，下利水道

滑石，在《神农本草经》中列为上品。

通常认为，滑石主入膀胱经，为什么治肺之三仁汤选用滑石？

金代医家刘完素可谓最赏识滑石者。以六两滑石配以一两甘草，制益元散，称之为"热证之仙药"，可"通九窍六腑""泛常多用"，其"为效至大"（见《黄帝素问宣明论方》）。之后，李时珍在《本草纲目》中对滑石的功效做了理论上的阐述："滑石利窍，不独小便也。上能利毛腠之窍，下能利精溺之窍。盖甘淡之味，先入于胃，渗走经络，游溢津气，上输于肺，下通膀胱。肺主皮毛，为水之上源。膀胱司津液，气化则能出。故滑石上能发表，下利水道，为荡热燥湿之剂。发表是荡上中之热，利水道是荡中下之热；发表是燥上中之湿，利水道是燥中下之湿。热散则三焦宁而表里和，湿去则阑门通而阴阳利。"

李时珍所说"滑石上能发表，下利水道，为荡热燥湿之剂"一语，可以作为三仁汤中用滑石的最好注脚。

《汤液本草》中滑石条下："《象》云：治前阴不利，性沉重，能泄上气，令下行，故曰滑则利窍。"

"能泄上气，令下行"一语，也有助于我们理解三仁汤中为何用滑石。

（十）叶天士一则医案解读

叶案：

冯（三一）舌白头胀，身痛肢疼，胸闷不食，溺阻。当开气分除湿。

飞滑石　杏仁　白蔻仁　大竹叶　炒半夏　白通草

本案出自《临证指南医案》。

解读：

舌白，指舌苔薄白腻，为介于薄白苔和白腻苔之间的一种舌象。

头胀，即头部胀闷感，自觉头部由内向外撑胀的感觉，与《伤寒论》太阳病由外向内箍束的头痛不同。

身痛肢疼，包括周身肌肉疼痛和关节疼痛，呈重痛感。

胸闷，胸部欠畅快感，与心下痞满不同，可兼见心下痞满。

不食，指没有食欲。

溺阻，指小便欠畅利。

病变初起，以身痛肢疼为主诉的病变，常会想到《伤寒论》中的太阳病，但太阳病身痛肢疼当伴见恶寒、头痛、脉浮紧，或有发热，通常不应该有胸闷不食、溺阻。显然，本案不能辨为太阳病。

尤其值得注意的是"舌白"。太阳病初起，舌苔当为薄白，腻苔的出现，提示里邪的形成。可以这样说，本案不可以辨为太阳病的标志性征象是"舌白"，本案辨为"湿阻"的标志性征象也是"舌白"。因此，案中以"舌白"二字开头。

湿阻经络也可以见到身痛肢疼，《金匮要略》中有关于湿痹的论述。但从湿邪困阻经络之湿痹分析，则不能较顺畅地解释头胀、胸闷不食和溺阻等症。

《伤寒论》所构建的临床思维模型是一种"分层思维模型"，即在阴阳思维指导下由表到里分层辨治。叶天士在学习前人知识的基础上，创造性地把这种"分层思维模型"和脏腑学说相结合，应用于临床实践中，并且把"分层"由表到里扩展到"由上到下"。

在这种思维模型的指导下，叶天士明确提出了"温邪上受，首先犯肺，逆传心包"（《温热论》）。

上有头胀，中有胸闷不食，下有溺阻，外有身痛肢疼，一派周身气机不畅之象。从舌白推断，病邪当为湿邪。湿邪外感，如何能使周身气机不畅？肺主气，肺近表。湿邪外侵，痹阻肺气，肺主气功能障碍，致周身气机不畅，诸症皆出。治疗当除湿邪，畅肺气，则诸症解，故案中说"当开气分除湿"。

处方中，选用杏仁宣降肺气，意在恢复肺主气功能。白豆蔻，化湿中兼畅肺开胃之功；炒半夏，化湿中兼降肺和胃之功。二药佐杏仁化湿行气，针对胸闷不食一症着力稍多。

滑石、大竹叶、白通草，入上焦，走下焦，导湿邪从上至下而出。二药佐杏仁利湿行气，针对溺阻一症着力稍多。

六药相合，湿去肺宣，周身气机畅行，舌白自退，头胀、身痛肢疼随之而解，诸症自愈。

或问：案中没有明显热象，方中为什么取用具有清热作用之滑石、大竹叶、白通草？

答：湿邪着人，可寒化，可热化。案中虽然没有明显热象，但也未见明显寒象。此时用药，过寒易诱使湿邪寒化，过热易诱使湿邪热化。还有，湿痹气阻也易化热。故方中在温燥化湿的同时，合用淡渗利湿清热之品，使湿去气行而无化热之虞。

或问：麻黄也有宣肺之功，又有利小便之效。方中杏仁是否可用麻黄代替，或麻黄、杏仁合用？

答：如果开大方大剂，有别药佐制，应该是可以的。但从方简药精的标准来看，不可以。因麻黄开表功胜，而此案中无须开表。

（十一）三仁汤合小柴胡汤加减治疗发热

三仁汤畅达三焦，小柴胡汤通达表里，二方合用多有治疗发热的机会。

王某，男，46岁，2011年12月27日初诊。

主诉发热1周。近1周精神欠佳，周身不适，每日下午6时左右开始出现恶寒，渐发热，至晚上9时许体温上升至39℃左右，口服退热药汗出热退。伴见口干多饮，咽干咽痛，时有咳嗽。静脉滴注抗生素6天，效果不显。舌质淡暗，舌苔薄白腻，脉浮濡。

证属湿阻肺卫，表里不和。治以宣肺化湿、和解表里，方用三仁汤合小柴胡汤加减。

处方：炒杏仁12g，白豆蔻（后下）6g，生薏苡仁15g，姜半夏9g，厚朴9g，通草3g，滑石（包煎）15g，柴胡12g，青蒿12g，黄芩12g，蝉蜕9g，桔梗12g。5剂，水煎服。

当日分2次进服1剂，恶寒、发热即明显减轻。服3剂诸症俱退，周身轻爽。5剂服完，停药。

按：本案从恶寒、发热有时，伴见口干、咽干，较易辨为少阳病小柴胡证，但患者并不表现出口苦，脉象也不弦。根据周身不适、时有咳嗽、舌苔白腻、脉象浮濡，且发热出现于下午，可辨为三仁汤证，结合恶寒、发热定时有序、口干咽痛症状，考虑为表里不和、少阳郁热，故选用三仁汤合小柴胡汤加减治疗。

值得注意的是，本案治疗用药中，不仅养阴生津药不可轻用，即使是小柴胡汤中的温补药，也不可使用。补则留湿助湿，气机无以宣畅。

（十二）三仁汤治疗内伤病

郑某，女，58岁，2011年10月28日初诊。

患者的老母亲住院，劳心累体，近2周周身憋困不适，精神欠佳，前半夜不得入眠，时有头晕，晚上口干、咽干、咳嗽。纳食尚可，大便偏干。有高血压病史，近来血压不稳。舌质暗红，舌苔白腻，脉沉细弦。

证属湿阻气机，心神不宁。治以化湿行气、平肝宁心为法，方用三仁汤加减。

处方：炒杏仁12g，白豆蔻（后下）6g，生薏苡仁15g，姜半夏9g，厚朴9g，通草3g，滑石（包煎）15g，蔓荆子9g，生龙骨（先煎）30g，生牡蛎（先煎）30g，石决明（先煎）30g，炒莱菔子12g，炒紫苏子12g，鸡内金15g。7剂，水煎服。

2011年11月11日二诊：上方服后诸症缓解，周身清爽，血压平稳。近3日又有头晕不适。舌质淡暗，舌苔薄白腻，脉沉细弦。上方去紫苏子，继服7剂。

药后无不适，停药。

按：本案无明显外感，更多地表现为脏腑机能失调，笔者通常将此类病变视作内伤病。肺主气，主治节。湿邪困阻，肺气不畅，既可见卫气不畅之周身不适，肺失宣降之咳嗽便干，也可引起其他脏腑之功能失和。案中根据周身憋困不适、舌苔白腻、咳嗽、便干，辨为湿阻肺卫之三仁汤证；根据头晕、失眠辨为心肝失和。治疗以三仁汤化湿行气为主，佐以生龙骨、生牡蛎、石决明平肝宁心，取效较捷。

（十三）三仁汤证与甘露消毒丹证

甘露消毒丹与三仁汤都是治疗湿热病的名方。方书多谓二方证的区别在于湿热之多寡，甘露消毒丹用于湿热并重者，三仁汤用于湿重于热者。笔者始终对这类区别的实用性不明所以，因临证用方多为随证加减，倘若甘露消毒丹减用清热药，是否可以治疗三仁汤证？三仁汤加用清热药，是否可以治疗甘露消毒丹证？

实际上，三仁汤证为湿热困阻于肺表，见症杂乱但不离肺表，主要为邪阻肺表、气机不畅表现。而甘露消毒丹证为湿热弥漫三焦，且伴热毒为患，也可见到邪阻三焦，气机不畅之表现。当甘露消毒丹证表现为肺表气机不畅时，与三仁汤证见症类同，但甘露消毒丹证突出表现为湿热困阻中焦和热毒壅滞上焦。

治疗陈某，男，40岁，2011年6月17日初诊。

主诉近半个月来头昏头重，精神欠佳，伴睡眠欠佳，大便不爽，有汗，纳食尚可。舌质淡暗，舌苔薄白腻，脉濡。证属湿热困阻肺表，气机不展。治以清化湿热、宣畅气机为法，方用三仁汤加减。

处方：炒杏仁12g，白豆蔻（后下）6g，生薏苡仁18g，姜半夏9g，厚朴9g，通草3g，滑石（包煎）18g，竹叶6g，石菖蒲9g，蔓荆子9g，浙贝母12g。7剂，水煎服。

上方服7剂，诸症明显好转，自行又服7剂，诸症俱消。

又治张某，男，48岁，2011年7月15日初诊。

近20余天咽干、咽痛，口服西药及中成药效差。症见：咽干，咽痛，咽不利，喜清嗓，余无明显不适，纳食尚可，便调。舌质暗红，舌苔黄白腻，脉细弦缓。证属湿热内滞，治以清化湿热为法，方用甘露消毒丹加减。

处方：藿香12g，白豆蔻（后下）6g，生薏苡仁15g，滑石（包煎）18g，石菖蒲9g，黄芩12g，川木通3g，浙贝母12g，射干12g，桔梗12g。7剂，水煎服。

药后痊愈。

上述两案，俱为方证不典型者。陈某案从舌象、脉象可辨为湿证。头昏头重为湿阻上焦清阳，精神欠佳为湿阻肺表气机，大便不爽为肺气肃降不足，睡眠欠佳也可看作上焦气机不展所致。无明显寒湿之象，结合季节气候，用方从湿热考虑。

张某案，并未见湿热弥漫三焦之象，只是从舌苔断为湿热证。尽管没有湿热困阻中焦之症，但也未见湿热困阻肺表之象。唯一见证为咽痛、咽不适，可辨为热毒之象，故选用治疗湿热毒邪之甘露消毒丹加减。

医生临证，所学的都是典型方证，所辨的大多是不典型方证。二者之间的桥梁，在于方证之理，在于医者之悟。

（十四）三仁汤证与九味羌活汤证

三仁汤与九味羌活汤两方，都可以治疗由风湿热邪引起的病证，只是病位有别。三仁汤方作用部位主要在肺，九味羌活汤方作用部位主要在表。但肺气郁闭可致表气不畅，表气不畅也可影响肺气宣降。同时，两方证所见舌象都可以是薄腻苔，脉象都可以不典型（"湿热为病，脉无定体"）。临床上，部分不典型病证也会涉及到两方证的鉴别、取舍。

2014年11月15日笔者会诊一住院患者。李某，男，48岁，发热30余天，不能明确诊断。查血常规提示白细胞分类高，C-反应蛋白高，但不能找出确切病灶。查骨髓检查提示分叶核比例高，淋巴细胞比例低，临床不能明确诊断。每日下午发热较甚，体温超过39℃，伴肌肉酸痛，无明显恶寒。使用抗生素，可使体温降低至37℃-38℃之间，但不能恢复正常。饮食、大小便基本正常，咽欠清利，有少量痰，但咳嗽不明显。较长时间的发热对精神影响并不大。舌质暗红，舌苔薄白腻，脉细稍数，不浮不沉。

辨证考虑湿热困阻上焦，影响气机出入。治以清化湿热、恢复气机升降出入为法，方用三仁汤加减。

处方：炒杏仁12g，白豆蔻6g，生薏苡仁15g，姜半夏9g，厚朴9g，通草3g，竹叶3g，滑石18g，柴胡12g，生石膏24g。5剂，水冲服（使用中药配方颗粒）。每日1剂，上、下午各服1次，同时停用所有西药。

2014年11月20日再诊：服药期间，体温波动于37℃～38℃之间，未出现高热，咽部较前清利，仍有肌肉酸痛，较前减轻，无明显汗出。舌质暗红，舌苔白（腻苔稍退），脉浮弦稍数。

考虑到脉现浮象，肌肉仍有酸痛，无明显汗出，改用开表清里、清化湿热为法，仿九味羌活汤组方法。

处方：羌活9g，防风9g，独活9g，生苍术9g，柴胡12g，生石膏30g，牛蒡子15g，僵蚕9g，蝉蜕9g，生黄芪9g，生甘草3g。5剂，水冲服。

2014年11月26日三诊：服上方第1剂后体温恢复正常，近5天未发热，肌肉酸痛渐缓解，纳食好，大小便正常，精神好，余无明显不适。舌苔薄白，脉细缓。稍事调理脾胃、清化余邪收功。

处方：生白术15g，鸡内金15g，焦山楂15g，僵蚕12g，蝉蜕9g，牛蒡子12g，全瓜蒌15g。7剂，水冲服。

按：方证与方证之间的鉴别，"记住"容易"明白"难，而只有"明白"才能较准确地运用于临床。很多时候，这种鉴别往往在"微细"之处。

高热1个多月，中医、西医诸法遍用而无功，该如何考虑？

久热伤正，久病多虚，治疗似乎当从"内伤"着眼？但初诊时，患者并无明显"虚"象，精神不垮。

考虑内实、内热？似乎也没有明显"实"象，脉不洪，也非有力，腑气也非不畅。

补益不可，清泻也不可，是否可以"开表"？但脉细不浮，总觉开表容易伤正而无功，且一旦正损而邪不去，后续治疗会更无头绪。

思考及此，仍从治疗"外感"入手，抓住"湿热""肺"这两个关键点，选用三仁汤加减，恢复周身气化。之所以加用柴胡、石膏，基于湿热不盛而高热久延（湿热不盛之发热，低热较为多见）。

三仁汤方加减不辱使命，转方后体温恢复正常。也许继续使用三仁汤方加减体温也可正常，但肌肉酸痛不一定可以完全缓解。

湿气渐化，气机渐开，脉显浮象，与肌肉酸痛合参，表气不畅自在情理之中。湿热困表，表气不畅，抓住"湿热""表"这两个关键点，选用九味羌活汤治疗当为常法。

因头不痛，而主症是肌肉酸痛，因此不用原方中之细辛、白芷、川芎，而改用独活、柴胡。

湿热之象不甚，表闭之象不甚，而高热持续日久，应该考虑内热（尽管内热之象也不典型）。清化内热，不用黄芩、生地，而改用生石膏、牛蒡子、僵蚕、蝉蜕，有"升降散"方意，二者区别在于：前者属"静药"而后者属"动药"，后者较前者清化中含升降，更利于气机的恢复。

方中加用黄芪一味，似有"蛇足"之嫌。但考虑到高热日久，方中祛邪之力较大，即使无明显正虚，佐用小剂似也合理。

（十五）三仁汤治疗闭经

张某，女，30岁，2015年1月22日初诊。

患者于2013年11月因"胚胎停育"行药物流产后，月经后期，2个月左右1行，近5个月月经未至。诊见畏寒、腰困、食冷易腹泻。舌质暗红，舌苔白，脉细弦。使用温经汤、血府逐瘀汤、丹栀逍遥散、桃红四物汤等方加减治疗，身体已无明显不适，但月经始终未行。

2015年5月7日再诊：闭经已近9个月，身体无明显不适。舌质暗红，舌苔薄白腻，脉细弦缓。治疗经闭常法无效，试从"肺主气"论治，处三仁汤方加减调畅肺气，佐以通经。

处方：炒杏仁12g，白豆蔻6g，生薏苡仁15g，姜半夏9g，厚朴9g，通草3g，竹叶3g，滑石18g，益母草30g，川木通3g。10剂，水冲服。

5月21日又诊：药后5月16日经行，量少。自觉咽不利。舌质暗红，舌苔白，脉细弦缓。上方去益母草、川木通，加牡丹皮15g、牛蒡子12g。7剂，水冲服。

6月4日又诊：经行10日止，量不多。近有牙龈肿痛。舌质暗红，舌苔白，脉细弦缓。上方加全瓜蒌15g，竹叶改为6g，7剂，水冲服。

按：女子闭经，在临床上属多发病，有部分病例治疗较难取效。本案患者久治无效，取用三仁汤方加减后经行，尽管药后经行不除外"巧合"之嫌，但取用三仁汤从"肺主气"为着眼点治疗月经病，对临床治疗尚不失启发与裨益。

案中之所以想到试用三仁汤方加减治疗，基于以下三点：一是活血、疏肝、暖宫等诸法遍用而无功；二是身体无明显实证或虚证等表现，而舌苔呈薄白腻；三是"肺主气"，肺主一身之气机流畅，三仁汤通过治肺，恢复"肺主气"功能，从而使三焦气机畅行。综合这三点考虑，治血不应则改治气，治肝、治心不应则改治肺，舌苔薄白腻考虑有湿气内滞，故选用三仁汤方化湿行气，加用益母草、川木通活血通经。

再诊患者诉咽不利，似能反证湿气内滞上焦。

（十六）不误用三仁汤

学习一首方剂，重要的是明白什么时候可以使用这首方剂。掌握一首方剂，更重要的是明白什么时候不可以使用这首方剂。

对一首方剂而言，误用不如不会用。

治疗刘某，男，48岁，2016年11月24日初诊。

感冒4天。现症见：喷嚏，清涕，说话有鼻音，咽不利，咳嗽，畏风，自汗，大便欠畅。舌质红，舌苔黄白腻，脉弦缓。

证属湿热内滞，营卫不和，表里同病。治以内清湿热、外和营卫为法。

处方：桂枝9g，生白芍9g，僵蚕9g，蝉蜕9g，生苍术12g，厚朴9g，炒莱菔子15g，连翘12g，瓜蒌仁12g，牛蒡子12g，桔梗9g。3剂，水冲服。

2016年11月26日二诊：2日服完3剂，周身轻松，畏风、自汗已止，大便较畅，脘腹较前舒适，咳嗽、流涕缓解，尚感咽欠清利，有痰黏感。转方化痰利咽为法。

处方：姜半夏9g，陈皮9g，茯苓15g，枳壳9g，竹茹9g，桔梗9g，全瓜蒌

15g，生甘草3g。5剂，水冲服。

药后无不适。

本案为湿热之体，外感风寒。症见喷嚏、清涕、畏风、自汗，极易辨为桂枝汤证。但桂枝汤证舌苔非黄白腻。《伤寒论》第17条言："若酒客病，不可与桂枝汤，得之则呕，以酒客不喜甘故也。"酒客舌苔多见黄白腻（本案患者即为"酒客"）。

酒客，内蕴湿热，大便欠畅（腑气不畅），用苍术、厚朴、莱菔子配伍连翘、瓜蒌仁、牛蒡子清湿热、畅腑气。外感风寒，营卫不和，用桂枝、白芍、僵蚕、蝉蜕和营卫、祛风邪。酒客不喜甘，故未用甘草、大枣。

或问：喷嚏、清涕、咳嗽、畏风、自汗为肺表症状，舌苔黄白腻为湿热征象，为什么不辨为三仁汤证呢？

答：本案湿热病位在中焦，而三仁汤证湿热在上焦；本案湿热为内生，而三仁汤证湿热为外感。

2016年9月7日，一外地学生发来一则信息：

"我一同学，女，32岁。剖腹产后10余天，昨日突然高烧，体温达39.2℃，服用西药'白加黑'，体温下降至36.7℃。今日仍发热，静脉滴注'清开灵'注射液，现在体温仍为39.6℃。伴见动则汗出，口苦，小便黄，纳差。剖腹产术口隐隐作痛。舌紫苔白腻略黄，脉数。请老师帮忙开一处方。谢谢！"

遂处方：柴胡12g，黄芩12g，姜半夏9g，炒莱菔子15g，滑石18g，蝉蜕9g，生甘草3g。1剂，水煎服。

2016年9月8日收到信息：

"老师，昨天我同学喝了老师开的药后体温恢复正常，今天一天没复发。谢谢老师！请问老师，为什么不用三仁汤呢？"

为什么不用三仁汤？我处方时并没有想到三仁汤呀，这是为什么？

尽管舌苔偏腻，但病位不在肺表，在少阳、在中焦，因此不用治疗肺、表的三仁汤方，而用小柴胡汤去温补药，加蝉蜕清解少阳，加炒莱菔子、滑石清利中焦。

（十七）主症对辨证用方的影响是需要重视的

邓某，女，39岁，2015年4月7日初诊。

每年春季易发咳嗽。近1周咽痒、咳嗽又发，咳则胸闷、气紧。自服抗生素及止咳化痰类中成药不效。纳食欠佳，大便欠畅，每日下午有低热。

舌质暗红，舌苔薄白腻，脉细缓。证属外感风寒，内蕴痰热。治以疏风宣肺、清热化痰为法，方用定喘汤加减。

处方：生麻黄3g，白果9g，姜半夏9g，桑白皮15g，炒紫苏子12g，黄芩12g，炒杏仁12g，僵蚕12g，蝉蜕9，炒鸡内金12g，炒莱菔子12g，全瓜蒌15g，生甘草3g。7剂，水冲服。

2015年4月9日二诊：上方服2剂，病症不减反增，周身不适，咳嗽频发，午后低热，大便干结。舌苔白腻，脉细缓。证属上焦湿热，困阻肺气，治以三仁汤加减化湿利气。

处方：炒杏仁12g，白豆蔻6g，生薏苡仁15g，姜半夏9g，厚朴9g，通草3g，竹叶3g，滑石18g，僵蚕12g，蝉蜕9g，全瓜蒌15g，炒鸡内金12g。7剂，水冲服。

上方服第1剂即明显见效，7剂服完，诸症缓解。

按：本案初诊着眼于"咳嗽、气紧"故选用定喘汤加减，二诊着眼于"午后低热"故改用三仁汤加减。临证时，主症对辨证用方的影响是需要重视的。

理论上讲，患者苔腻，反复咳嗽，纳食欠佳，大便欠畅，痰热和湿热都有可能存在。而明确辨别是痰热还是湿热是不容易的。初诊误辨为内生痰热，二诊改辨为外感湿热。当然，二诊也考虑到痰热和腑气欠畅，故在三仁汤的基础上加用了瓜蒌、鸡内金配僵蚕、蝉蜕，有升降散方意。

（十八）银屑病医案一则

席某，女，9岁，2016年7月6日初诊。

患银屑病1年余，皮损主要散发于双下肢，长期使用外用药（具体不详）。近1周无明显诱因加重，皮损散发于双上肢、背部、头部等处。纳食尚可，大便欠畅。平素易发扁桃体炎。舌质红，舌苔白腻，脉缓。

处方1：僵蚕12g，蝉蜕9g，姜黄9g，生大黄1g，焦山楂15g，炒鸡内金15g，牡丹皮15g，地肤子15g，桔梗9g。7剂，水冲服。

处方2：焦山楂12g，炒鸡内金12g，炒杏仁9g，白豆蔻6g，生薏苡仁18g，姜半夏6g，厚朴6g，通草3g，竹叶6g，滑石18g，地肤子15g，蝉蜕9g，牡丹皮15g。7剂，水冲服。

上两方交替服用，每日1剂。

2016年7月21日二诊：自诉服药后有好转，自觉咽部不清利。舌质红，舌苔白，脉细缓。

处方1姜黄改为6g，加陈皮6g；处方2竹叶改为3g，加僵蚕9g。各10剂，服法同上。

2016年8月11日三诊：双下肢小腿处仍散在少许皮损，其余皮损俱已消退。舌质红，舌苔薄腻，脉细缓。

处方1：僵蚕9g，蝉蜕9g，姜黄6g，生大黄1g，焦山楂12g，炒鸡内金12g，地肤子15g，滑石15g，赤芍12g，牡丹皮12g，生白术12g，白茅根15g。10剂，水冲服。

处方2：柴胡9g，黄芩9g，姜半夏9g，僵蚕9g，蝉蜕9g，生薏苡仁15g，牡丹皮15g，焦山楂12g，炒鸡内金12g，茯苓12g，生甘草3g。10剂，水冲服。

上两方交替服用，每日1剂。

2016年9月14日四诊：小腿皮损基本消退，余少许色素沉着。舌质红，舌苔薄白腻，脉细缓。

处方：生白术12g，炒鸡内金12g，焦山楂12g，桔梗9g，牛蒡子12g，射干

高建忠 读方与用方

9g，僵蚕9g，蝉蜕9g，牡丹皮12g，茯苓12g，生甘草3g。20剂，水冲服。

药后痊愈。

按：银屑病的发生，直接原因应该是表气不畅、气机出入障碍。间接原因可以是邪阻、正虚、气机升降障碍。本案辨证，着眼于气机升降出入障碍，着眼于湿热、郁热、食积。治疗用方，用到了三仁汤清化湿热、升降散、小柴胡汤清解郁热，保和丸法、枳术丸法消食健脾。治疗始终落脚在恢复气机升降出入上。其中首方使用的三仁汤，即着眼于湿热与肺表。

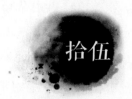

治病之要诀，在明白气血

——血府逐瘀汤漫谈

（一）明白气血和辨病位用方

不读书，不足以临证。每一位临床大家都应该是饱学之士。

不临证，也不容易读懂书（中医书）。中医书中很多内容必须经临证体悟才能真正明白。

清代医家王清任的《医林改错》，很薄，文字浅显易懂，但很多内容也需要在临证中逐渐领悟。

"治病之要诀，在明白气血"。医者在临床上会逐步体会到，"虚则补之，实则泻之"是远远不够的，很多时候无虚可补、无实可泻，或者有虚不能补，有实不能泻。

这时该怎么办？

答曰：治气血，疏调气血。只有在临证中反复体悟，才能真正明白"治病之要诀，在明白气血"这句话的含义。

"立通窍活血汤，治头面四肢周身血管血瘀之症；立血府逐瘀汤，治胸中血府血瘀之症；立膈下逐瘀汤，治肚腹血瘀之症。"（《医林改错》）这段话很容易明白，也很容易记住，并且能直接指导临证选方。但要把这段话的含义上升到中医辨证论治中的辨病位用药法，没有多年的临证体悟是不容易真正明白的。

王清任对中医临床学最伟大的贡献之一在于，让后世医家在临床上真正"明白气血"和明白辨病位用方。

（二）血府逐瘀汤出处及临床解读

血府逐瘀汤出自王清任所著《医林改错》，原方组成为："当归三钱，生地三钱，桃仁四钱，红花三钱，枳壳二钱，赤芍二钱，柴胡一钱，甘草二钱，桔梗一钱半，川芎一钱半，牛膝三钱。水煎服。"

本方由桃红四物汤合四逆散加减而成。岳美中先生说："方中以桃红四物汤合四逆散，动药与静药配伍得好，再加上牛膝往下一引，柴胡、桔梗往上一提，升降有常，血自下行，用于治疗胸膈间瘀血和妇女逆经证，多可数剂而愈。"（《岳美中医话集》）

论中提到动药与静药配伍。那么，四物汤是静药吗？桃红和四逆散是动药吗？

实际上，方中所用芍药是赤芍而不是白芍，真正意义上的静药只有生地黄，其余都是动药。而生地黄与熟地黄相较，相对来讲，生地黄是动药，熟地黄是静药。由此看来，全方着眼于流通气血，着眼于"动"。

当代医家中，颜德馨教授可谓善用、常用血府逐瘀汤的医家之一。颜老指出："血府逐瘀汤由当归、生地、桃仁、红花、枳壳、赤芍、柴胡、甘草、桔梗、川芎、牛膝组成，方中以桃仁、红花、赤芍、川芎为君，活血化瘀，通畅血脉；气为血帅，故用桔梗、柴胡、枳壳、牛膝为臣，理气行滞，其中桔梗开胸膈，宣肺气，以行上焦气滞；柴胡、枳壳舒肝理气，以畅中焦气滞；牛膝导瘀下行，以通下焦气滞；生地、当归为佐，养血和血，俾活血而不伤血；甘草为使，调和诸药，防止他药伤胃。诸药相配，共奏活血化瘀，理气行滞，调畅气血之功。"（《颜德馨临床经验辑要》）

活血为君，理气为臣，本方理气活血而重在治疗血瘀证。活血理气药用得多，确有伤胃损脾作用。甘草和药护胃力薄，如脾胃不足，或久用本方者，需加参、术等药健运脾胃。

颜老从气血立论，临证活用、广用血府逐瘀汤。"《内经》曰：'气血不和，百病乃变化而生。'王清任亦谓：'治病之要诀，在明白气血。'余以为六淫七情致病，所伤者无非气血，初病在经主气，久病入络主血，故凡久病不愈的疑难杂证，总宜以'疏其血气，令其条达，而致和平'为治疗大法。血府逐瘀汤既能活血，又可理气，用治多种疑难病证，随证加减，每获良效。如阳虚而瘀者，加党参、黄芪，甚则加肉桂、附子；阴虚而瘀者重用生地，加龟板、麦冬；寒凝血瘀者去生地，加桂枝、附子；热熬成瘀者去川芎，加黄连、丹皮；兼有痰浊者，加半夏、陈皮；湿阻者，去生地，加苍白术、厚朴；气滞甚者加檀香或降香；出血者，加生蒲黄、参三七；腹泻者去生地、桃仁，加木香、焦楂曲等。"又谓："临床常以血府逐瘀汤为主方，随证加减，治疗多种疑难病证。如根据'足厥阴肝经环阴器'的理论，取血府逐瘀汤改生地为熟地，加紫石英、韭菜子、蛇床子等治泌尿生殖系统疑难病证，如阳痿、早泄、不射精、睾丸炎、遗尿等；以'肺主皮毛'为依据，加桑叶、桑白皮疏风宣肺，引药入肺治面部色素沉着、鼻部疾病及多种皮肤病；加磁朱丸或生铁落饮治疗和预防长期失眠的神经衰弱、精神分裂症；配指迷茯苓丸或礞石滚痰丸，或加入生半夏，痰瘀同治以疗癫痫；原方倍桔梗宣畅肺气以治咽炎、久咳；加升麻益气升阳治失音等。若气滞甚者加檀香或降香；挟外感者加苏叶；有湿阻苔腻者加苍术、川朴；偏热者去川芎、加鲜生地；便溏者去生地、桃仁，加苍白术等。"（《颜德馨临床经验辑要》）

广用、活用血府逐瘀汤，着眼于久病不愈，着眼于疑难病证。

（三）血府逐瘀汤治疗脱发

《医林改错》中，血府逐瘀汤主治条下没有脱发，但通窍活血汤的主治中有"头发脱落"："伤寒、瘟病后头发脱落，各医书皆言伤血，不知皮里肉外血瘀，阻塞血路，新血不能养发，故发脱落。无病脱发，亦是血瘀。用药三付，发不脱，十付必长新发。"

梁某，女，16岁，学生，2014年1月21日初诊。

全秃40余天，就诊时头戴假发。起病前有惊吓史。余无明显不适。舌质淡红，舌苔薄白，脉象细缓。

四诊合参，无虚可补，无实可泻。起病于惊吓，惊吓所伤者，气血也。治以调畅气血为法，方用血府逐瘀汤加减。

处方：茯神10g，鸡内金10g，柴胡6g，当归10g，赤芍10g，川芎6g，生地黄10g，桃仁10g，红花5g，川牛膝10g，桔梗10g，枳壳6g，生甘草3g。20剂，水冲服。

2014年2月26日二诊：新发渐生，无明显不适。上方茯神改茯苓，去鸡内金，加女贞子10g，墨旱莲10g。30剂，水冲服。

患者分别于4月17日、6月12日三诊、四诊，各处方30剂。至8月13日五诊时，满头黑发。处下方善后。

处方1：茯苓10g，鸡内金10g，当归10g，桃仁10g，柴胡6g，女贞子10g，赤芍10g，川芎6g，生地黄10g，墨旱莲10g，红花5g，枳壳6g，桔梗10g，川牛膝10g，生甘草3g。15剂，水冲服。

处方2：鸡内金10g，天麻6g，柴胡6g，当归10g，桑椹10g，赤芍10g，川芎6g，生地黄10g，黑芝麻10g，桃仁10g，红花5g，枳壳6g，川牛膝10g，桔梗10g，生甘草3g。15剂，水冲服。

上两方交替服用，每日1剂。

2014年12月10日患者再次就诊：近1周出现斑秃，余无明显不适。舌质淡红，舌苔薄白，脉细弦缓。仍以前法投治。

处方1：茯神10g，鸡内金10g，柴胡6g，当归10g，赤芍10g，生地黄10g，桃仁10g，红花5g，川牛膝10g，桔梗10g，枳壳6g，川芎10g，生甘草3g，桑叶10g，黑芝麻10g。15剂，水冲服。

处方2：茯神10g，鸡内金10g，女贞子10g，墨旱莲10g，当归10g，桃仁

10g，柴胡6g，赤芍10g，川芎10g，生地黄10g，红花5g，枳壳6g，桔梗10g，川牛膝10g，生甘草3g。15剂，水冲服。

上两方交替服用，每日1剂。

按：本案治疗头发脱落，没有选用通窍活血汤，而是用了血府逐瘀汤，基于下述两点考虑：

其一，通窍活血汤中，麝香为关键性药物。《医林改错》中说"通窍全凭好麝香""此方麝香最要紧，多费数文，必买好的方妥，若买当门子更佳"。临床上，"好麝香"难得且价高，使用并不方便。而方中没有麝香，可能其功效会大打折扣。

其二，通窍活血汤所治为"血瘀"脱发，本案脱发与血瘀有关，但更主要应该是气血失和。通窍活血汤与血府逐瘀汤相比较，前者是通窍、活血力胜，后者调畅气血为优。

病起于惊吓，且女孩子没有秀发，心神自然会受影响。方中使用茯神、茯苓，意在宁心安神。当然，茯神、茯苓与鸡内金合用，也有顾护脾胃之意。

方中加用女贞子、墨旱莲、桑椹、黑芝麻、天麻、桑叶等药物，属治疗头发病变的套法，当然也有希望头发新生不再脱的想法。

初诊头发即全脱，再无可脱之发，用药后基本符合"十付"开始"长新发"的规律，只是长到满头黑发用了半年之久。

患者为学生，学业较紧，且在外地，就诊不方便，服药有间歇。以血府逐瘀汤为主方，前面五诊共服用140剂，并未见任何不良反应，对纳食、精神、大小便没有任何影响。

（四）血府逐瘀汤治疗"头摇"

陈某，女，36岁，2014年11月20日初诊。

发现不自主"头摇"2年余。自诉留心观察发现，头摇频繁发作时往往头闷明显，"上火"和睡眠不好时易发头摇。纳食好，大便调，精神好，月经正

高建忠
读方与用方

二二〇

常。舌质暗红，舌苔白，脉细弦缓。

无虚可补，无实可泻。先调气血，佐以安神。

处方： 茯神15g，鸡内金15g，柴胡9g，当归9g，赤芍9g，生地黄9g，琥珀3g，桃仁9g，红花9g，川牛膝9g，桔梗9g，枳壳9g，川芎9g，生甘草3g。7剂，水冲服。

2014年12月4日二诊：头摇、头闷均有好转，补诉畏寒。舌质暗红，舌苔薄白，脉细缓。上方稍作调整，加用温振阳气之品。

处方： 生麻黄3g，淡附片9g，细辛3g，当归9g，柴胡9g，生牡蛎30g，赤芍9g，桃仁9g，红花9g，川牛膝9g，桔梗9g，枳壳9g，川芎9g，生地黄9g，生甘草3g。7剂，水冲服。

2014年12月11日三诊：患者心情愉悦，自诉睡眠很好，气色也明显较前好转，近1周来未发现头摇，仍有头欠清利感。上法再作调整，佐用温阳益气。

处方： 党参12g，淡附片9g，茯神15g，柴胡9g，当归9g，生地黄9g，赤芍9g，桃仁9g，红花9g，川牛膝9g，桔梗9g，枳壳9g，川芎9g，生甘草3g。7剂，水冲服。

按：《医林改错》血府逐瘀汤主治条下并没有"头摇"一症，但有"不眠""肝气病"条文："夜不能睡，用安神养血药治之不效者，此方若神""无故爱生气，是血府血瘀，不可以气治。此方应手效。"

患者主诉并无睡觉不好、爱生气，但患者为中年女性，从理论上推导有这种可能。从治疗效果来看，服血府逐瘀汤后睡眠好转，且三诊时心情愉悦，反推初诊即有气血不畅。随着气血和畅，"头摇"也解决。

二诊加用温振阳气，三诊加用温补阳气，是基于其阳气偏虚体质。阳气健运，气血不易失和。

（五）血府逐瘀汤治疗睑颤、震颤

《医林改错》中，血府逐瘀汤主治条下没有眼睑颤动，但主治条中有"心跳心忙"条文："心跳心忙，用归脾安神等方不效，用此方百发百中。"尽管心跳和睑跳（睑颤）归经属脏不同，但似可从跳（颤）动类推。

刘某，女，43岁，2014年12月24日初诊。

近1周左眼睑时发颤动，左耳痒痛，有蒙堵感，伴肩背有恶风感，右下腹有胀痛感。纳可，便调。舌质暗红，舌苔白，脉细弦。证属三焦失畅，心肝失和。

处方：柴胡9g，黄芩12g，桂枝6g，生白芍12g，生龙骨30g，生牡蛎30g，淡附片12g，茯苓15g，香附9g，乌药9g，僵蚕12g，蝉蜕9g，炙甘草6g。7剂，水冲服。

2014年12月31日二诊：药后右下腹胀痛缓解，大便偏干，余症同前。舌质暗红，舌苔白，脉细弦。证属阳气虚馁，气血失和，治以温振阳气、理气和血为法。

处方：生麻黄3g，淡附片9g，细辛3g，鸡内金12g，牛蒡子12g，柴胡9g，当归9g，生地黄9g，桃仁9g，红花9g，赤芍9g，川芎9g，枳壳9g，桔梗9g，川牛膝9g，生甘草3g。7剂，水冲服。

2015年1月8日三诊：诸症明显缓解，下午有口苦，纳可，便调。原法再进，上方鸡内金改为15g，去牛蒡子，加地肤子15g。7剂，水冲服。

药后痊愈。

按：本病症看似轻浅小疾，但严重影响患者生活质量。初诊时，病症多显于肝经循行部位（左耳、左眼睑、右下腹），且有"风动"表现（发痒、颤动），但没有足够证据支持该患者可辨为肝虚风动证。考虑到患者为女性，年近"七七"，生理上心肝易失和、三焦易失畅，于是试仿柴胡加龙骨牡蛎汤法畅三焦、平心肝。药后腹部症状缓解而他症不效，考虑所剩诸症都在上焦，故想到血府逐瘀汤证。又因肩背恶风，合用了麻黄附子细辛汤，在温振、温通阳气的同时理气和血，气血和畅，诸症缓解。

方中加用鸡内金、牛蒡子是针对大便干症状，加用地肤子取其利湿止痒之效。

高建忠 读方与用方

张某，女，28岁，2014年7月30日初诊。

近半年来时发肌肉不自主震颤，发作无规律性，部位不固定。发作时肌肉呈上下颤动，肉眼可视。体瘦，纳好，大便偏干，小便频，睡眠好。体检查肝功能提示总胆红素高于正常值，余未见异常。舌质暗红，舌苔白，脉细缓。证属脾虚风动，气血失和。治以调畅气血，佐以健脾平肝为法。

处方：生白术15g，鸡内金15g，焦山楂15g，茯苓15g，僵蚕12g，竹茹12g，柴胡9g，当归9g，赤芍9g，川芎9g，生地黄9g，桃仁9g，红花9g，枳壳9g，桔梗9g，川牛膝9g，生甘草3g。7剂，水煎服。

2014年12月17日再诊：自诉服上方后肌肉颤动消失。近2周肌肉颤动又时有发作，发作频繁时心烦不适。时有左侧胸部不适，如物横杠其中，发作时需以手捂患处且下蹲，1～2分钟左右可自行缓解。纳食好，大便黏滞欠畅，睡眠好。舌质淡暗，舌苔白，脉细弦。仍用前法，调畅气血佐以健脾平肝。

处方：生白术15g，鸡内金15g，茯苓15g，僵蚕12g，蝉蜕9g，柴胡9g，当归9g，赤芍9g，川芎9g，生地黄9g，桃仁9g，红花9g，枳壳9g，桔梗9g，川牛膝9g，生甘草3g。7剂，水煎服。

药后痊愈。

按：患者年轻女性，肌肉不自主颤动达半年之久，足可使其心烦不悦。单凭这一点，笔者想到了用血府逐瘀汤调畅气血。结合其体瘦、便干，考虑到应该有肝脾失和、脾虚风动。但治疗仍立足于调畅气血，在健运脾胃同时稍佐平肝（实为和肝）。药进7剂，半年顽疾竟然痊愈。又隔4个月病症复发，仍用前法，又获捷效。

患者二诊时所述"胸部不适，如物横杠其中"，药后也获痊愈。此症在《医林改错》血府逐瘀汤主治条下与"胸痛""胸不任物""胸任重物"等病症机理类同，也反证患者肌肉颤动的发病机理与此症类同。

（六）血府逐瘀汤治疗酒渣鼻

《医林改错》中，血府逐瘀汤主治条下没有酒渣鼻，但在通窍活血汤主治中有"糟鼻子"一条："色红是瘀血，无论三二十年，此方服三付可见效，二三十付可痊愈。舍此之外，并无验方。"

张某，女，54岁，2014年6月12日初诊。

鼻尖、鼻翼部潮红肿胀1年余，表面散布红色丘疹。多处治疗，效果不理想。患神经性头痛10余年，头痛甚时伴呕吐。纳食好，二便调，睡眠一般。舌质暗红，舌苔薄白腻，脉细弦缓。

证属气血失畅，上焦瘀热。治以调畅气血、清散瘀热为法。

处方：柴胡9g，当归9g，赤芍9g，川芎9g，生地黄12g，桃仁12，红花9g，枳壳9g，桔梗9g，川牛膝9g，鸡内金15g，焦山楂15g，蒲公英15g，牡丹皮15g，桑白皮15g，生甘草3g。7剂，水冲服。

2014年6月26日二诊：服上方7剂，鼻尖肿胀、丘疹俱消，微有潮红，稍化妆可完全掩盖。舌质暗红，舌苔薄白腻，脉细弦缓。上方去桑白皮，加生薏苡仁15g，7剂，水冲服。

2014年8月27日三诊：服上方后外鼻已无异常，且自从初诊服药至今，头痛未发作，睡眠较前好转。近1周两侧鼻翼又显潮红，散发红色丘疹。舌质暗红，舌苔薄白腻，脉细弦缓。6月12日方去蒲公英、桑白皮，加全瓜蒌15g，生薏苡仁15g。7剂，水冲服。

2014年12月23日因感冒就诊，诉上方服后痊愈，且头痛至今未发。

按：本案中治疗酒渣鼻，没有使用通窍活血汤，而是选用了血府逐瘀汤，也基本上做到了"三付可见效，二三十付可痊愈"。

依常理推断，本案在酒渣鼻中属较轻、易治者（仍在红斑期、丘疹期，未进入肥大期），但患者忍受1年之久，严重影响社交，且多处治疗不能痊愈。可见，病不分大小，能恰到好处地使用效方，并非容易之事。

案中选用血府逐瘀汤治疗酒渣鼻，不期对多年的头痛也起到了治疗作用，且对睡眠的改善也有一定的效果（实际上也在意料之中）。《医林改错》血府逐瘀汤主治条下有头痛和不眠条目："查患头疼者，无表症，无里症，无气虚、痰饮等症，忽犯忽好，百方不效，用此方一剂而愈""夜不能睡，用安神养血药治之不效者，此方若神。"

处方中加用蒲公英、桑白皮、牡丹皮、生薏苡仁、全瓜蒌等药，都是针对瘀热而设。至于加用鸡内金、焦山楂，一是考虑到舌苔薄白腻，二是考虑到患者应酬较多，不免过食肥甘。

（七）血府逐瘀汤治疗痹痛

田某，女，62岁，2016年7月7日初诊，

项背及左侧肩、臂疼痛1个多月，呈困痛，局部喜暖畏寒。余无明显不适。舌质暗红，舌苔薄白腻，脉弦缓。X线颈椎正侧位片提示"颈椎病"。证属阳气虚馁，寒湿痹阻。治以益气温阳、祛寒除湿为法。

处方：生黄芪15g，桂枝12g，赤芍24g，炒鸡内金15g，淡附片9g，生薏苡仁15g，忍冬藤15g，竹叶3g。14剂，水冲服。

2016年7月19日二诊：药后无明显变化。舌质暗红，舌苔薄白腻，脉弦缓。从瘀论治，试用血府逐瘀汤加减。

处方：淡附片9g，茯苓15，炒鸡内金15g，柴胡9g，当归9g，赤芍9g，生地黄9g，川芎9g，桃仁9g，红花9g，枳壳9g，桔梗9g，怀牛膝9g，生甘草3g。14剂，水冲服。

2016年9月8日三诊：服上方后疼痛诸症俱缓解，左侧肩背处仍有些许畏寒。本次因睡眠欠佳就诊，晨起眼睛有困累感。舌质淡暗，舌苔白，脉弦缓。

上方去鸡内金，加生姜9g，淡附片改为12g。14剂，水冲服。

药后无不适。

按：初诊，患者项背肩臂困痛，无其他脏腑病变见症，故考虑经络病变而选用黄芪桂枝五物汤加减。因喜暖畏寒，故加淡附片温阳通络。但患者形体不

虚，脉象不虚，舌苔见腻，且体质并无明显偏寒、偏热征象，故佐用鸡内金、薏苡仁、忍冬藤、竹叶祛湿通络，且制温燥药之偏。

一诊无效，二诊患者仍无明显寒、热和虚、实偏向，补、泻似乎都不合适。故考虑久痹从瘀论治，试用血府逐瘀汤活血行气，待气血流畅再辨寒热、虚实之偏。因局部畏寒加淡附片、舌苔薄白腻加茯苓、鸡内金。不期药后疼痛缓解，且三诊时患者已停药1个多月，未反复。

三诊主诉睡眠欠佳，仍用血府逐瘀汤活血行气，气血和畅，心神自安。

或谓，患者明为舌质暗红，为什么不直接辨为瘀血证？

答：患者62岁，很多老年人无病时也可以表现为舌质暗红。辨证时，舌质暗红可以支持辨为瘀血证，但单凭舌质暗红不可以全部辨为瘀血证。

（八）血府逐瘀汤治疗足肿

若按病位用方，血府逐瘀汤主治症中并无下半身的局部病症。

赵某，男，66岁，2014年10月8日初诊。

近2个月无明显诱因双足浮肿延及小腿下端，余无明显不适。对于浮肿，民间有"男怕穿靴，女怕戴帽"之说，患者甚为忧虑。诊见体瘦面暗，面容忧郁，睡眠一般，精神尚可。舌质淡暗，舌苔薄白，脉细弦缓。试以调畅气血、温阳化饮为治。

处方1：淡附片12g，茯苓15g，桃仁12g，生地黄9g，当归9g，川芎9g，赤芍9g，红花9g，柴胡9g，枳壳9g，桔梗9g，怀牛膝9g，生甘草3g。7剂，水冲服。

处方2：生白术15g，猪苓15g，茯苓15g，泽泻24g，桂枝6g，炒鸡内金15g，防己6g。7剂，水冲服。

上两方交替服用，每日1剂。

2014年10月15日二诊：双足浮肿明显缓解，睡眠较前好转。首诊处方1淡附片改为15g，甘草用炙甘草。首诊处方2去防己。各7剂，交替服用。

药后无明显不适。嘱其避免劳累，忌生冷，怡情自养。

按：《医林改错》中说："无论外感内伤，要知初病伤人何物，不能伤脏腑，不能伤筋骨，不能伤皮肉，所伤者无非气血。"重在强调气和血。

实际上，人体内除了气血时时循行布化之外，津液也如此。气血循行障碍可为病，津液布化障碍也可为病。津液停滞成水饮、痰湿，都是致病之因。而气、血、津液的循行布化都是相辅相成、相互影响的。

本案辨证，似乎虚实、寒热均不明显，于是首诊治疗着眼于调畅体内气、血、津液的循行布化。方用血府逐瘀汤调畅气血，五苓散温阳化饮，加淡附片温振阳气。两方旨在恢复体内气、血、津液正常的循行布化。不期首诊取效，二诊收功。摄养善后。

（九）治疗失眠

血府逐瘀汤是临床上治疗失眠的常用方之一，王清任说："夜不能睡，用安神养血药治之不效者，此方若神。"然临床常见一些失眠较甚，甚至彻夜不眠者，用血府逐瘀汤治疗无效而需用癫狂梦醒汤。

刘某，男，37岁，2016年11月16日初诊。

失眠3～4年，久治效差。每晚可睡2～3小时，有时彻夜不眠。白天头昏、目眩、头痛、身困。身不畏寒，时有燥热。白天饮水较多，小便较频。尚有两个症状困扰日久，一是便秘，二是早泄。身体偏瘦，面色忧郁。舌质暗红，舌苔薄白腻，脉细弦。证属气血失和，瘀浊内滞。治以活血化瘀、理气泻浊为法，方用癫狂梦醒汤加减。

处方：桃仁24g，生甘草15g，香附9g，青皮9g，柴胡9g，姜半夏9g，川木通3g，陈皮9g，大腹皮9g，赤芍9g，桑白皮9g，炒紫苏子9g，炒鸡内金15g。7剂，水冲服。

2016年11月23日二诊：服上药后睡眠、便秘均有好转。舌、脉同前。上方加茯神10g，7剂，水冲服。

拾伍

治病之要诀，在明白气血
——血府逐瘀汤漫谈

2016年11月30日三诊：睡眠进一步好转，每晚可睡5~6小时。大便顺畅，每日1行。精神明显好转，头、身不适症状渐缓解。舌、脉同前。上方去川木通，加琥珀3g，7剂，水冲服。

2016年12月7日四诊：病情平稳，睡眠有时欠佳。舌质暗红，舌苔黄白腻，脉细弦缓。转从气分论治，以调畅痰气、解郁安神为法。

处方：柴胡9g，黄芩12g，姜半夏9g，陈皮9g，茯苓15g，枳实9g，竹茹9g，生龙骨30g，生牡蛎30g，炒鸡内金15g，合欢皮15g，生甘草3g。7剂，水冲服。

上方连服28剂，患者除"早泄"一症外，其余症状俱消，气充神足，自谓几年来没有体会到这种舒适感。

按：《医林改错》中，癫狂梦醒汤主治"癫狂一症，哭笑不休，詈骂歌唱，不避亲疏，许多恶态，乃气血凝滞，脑气与脏腑气不接，如同作梦一样"。

在文字表述中，血府逐瘀汤条下多用"血瘀"二字，在癫狂梦醒汤条下用"气血凝滞"，显然"血凝"较"血瘀"为甚。在用药上，癫狂梦醒汤重用桃仁八钱，而血府逐瘀汤只用桃仁四钱。

癫狂梦醒汤中有两味药的剂量特殊，一味是桃仁用八钱，另一味是甘草用五钱。方歌中说"癫狂梦醒桃仁功""倍加甘草缓其中"。

临床上，遇有失眠较甚、血府逐瘀汤治疗效差者，多可使用癫狂梦醒汤。虽不至于药后如梦醒，但在一定程度上，对改善睡眠还是有竿影之效的。

（十）痛性动眼神经麻痹医案一则

张某，男，85岁。

患者于2016年8月12日发病，左侧眶周、后枕部疼痛伴左上睑下垂。于2016年8月22日入住某综合医院神经内科，行相关检查后诊断为"痛性动眼神经麻痹"，予止痛药口服及糖皮质激素治疗，疼痛得到控制，但上睑下垂无改善，且血糖不稳定，持续升高。患者既往高血压病病史、糖尿病病史。

2016年9月8日笔者至病房为其诊治：左上睑完全下垂，不能自主上抬。服用止痛药后，左侧眶周及后枕部间歇性疼痛，但可以耐受。近3日未大便，纳食减少，腹胀明显。舌质暗红，舌苔白，脉弦。证属风痰阻络伴腑气不通。治以通下腑实、祛风化痰通络为法，方用小承气汤合牵正散加减。

处方：枳实12g，厚朴9g，酒大黄（后下）9g，僵蚕12g，全蝎6g，制白附子9g，石菖蒲9g，桃仁12g。3剂，水煎服。

2016年9月19日二诊：上方服1剂，大便通下，腹胀减轻。服3剂，大便通畅，腹无不适，纳食好转。患者于9月16日出院。减用止痛药后疼痛加剧。左侧后枕部有麻木感。精神欠佳，双下肢无力，睡眠欠佳（每晚只可睡1~2小时）。口中和，不喜饮。舌质暗红，舌苔白，脉弦缓。证属痰气内滞，风痰阻络。治以化痰行气、祛风通络为法，方用温胆汤合牵正散加减。

处方：姜半夏9g，陈皮9g，茯苓15g，枳实9g，竹茹9g，全蝎9g，制白附子9g，僵蚕12g，生龙骨30g，生牡蛎30g，炙甘草3g。7剂，水煎服。

2016年9月26日三诊：停用糖皮质激素，单用止痛药，近几日未出现明显头痛，后枕部麻木感明显好转，呈间歇性，但睡眠仍然不好。上方加石菖蒲12g，继服7剂。

2016年10月7日四诊：睡眠有好转，每晚可睡4~5小时。10月5日头痛发作1次，但较轻。家属于10月3日发现患者左上睑稍微能上抬，黑睛微露。舌质暗红，舌苔薄白，脉细弦缓。上方继服7剂。

2016年10月13日五诊：左上睑已能自行上抬三分之一，睡眠仍欠佳。止痛药已经停用，偶有头部不适。近4天双目发昏模糊、流泪。舌质暗红，舌苔薄白，脉细弦缓。上方加升麻3g，继服7剂。

2016年10月21日六诊：偶发头痛，但持续时间较短。左上睑下垂症状持续改善，可自行上抬二分之一。双目仍发昏迷糊、流泪，眼科检查未见明显异常。睡眠尚不好。纳可，便调。舌质暗红，舌苔薄白，脉细弦缓。

随着头痛症状得到控制，睡眠不好成为患者主诉。前方用温胆汤加生龙骨、生牡蛎，从痰气论治，睡眠未能持续改善，改从气血论治，以观后效。方用血府逐瘀汤加减。

处方：桃仁12g，红花9g，川芎6g，赤芍9g，生地黄12g，当归9g，柴胡9g，枳壳9g，桔梗9g，怀牛膝9g，茯苓15g，炙甘草3g。5剂，水煎服。

2016年10月28日七诊：服上方睡眠好转，上睑下垂进一步改善，头目似清利许多。上方加姜半夏9g，继服5剂。

2016年11月4日八诊：自诉整体感觉很好，左上睑上抬可达三分之二，可自主视物，头部无明显不适，睡眠好。纳可，便调。舌质暗红，舌苔白，脉细缓。上方去茯苓，加生黄芪12g，5剂，水煎服。

2016年11月11日九诊：左上睑完全上抬，活动自如，双眼对称。纳好，便调，睡眠好。舌质淡暗，舌苔薄白，脉细缓。上方生黄芪改为18g，10剂，水煎服，每周服5剂。

按：久病、怪病、难病多有从痰、从瘀论治者。本案前期从痰论治，后期从瘀论治，病症持续好转，收效较为满意。

前五诊从痰论治，着眼于头痛、上睑下垂，从风痰阻络论治，选用牵正散方。首诊因腹胀、不大便，合用小承气汤；二诊到五诊因睡眠欠佳，合用温胆汤加生龙骨、生牡蛎。

后四诊从瘀论治，着眼于睡眠欠佳，从气血不畅论治，选用血府逐瘀汤方。

二诊时患者精神欠佳、下肢无力，考虑与病痛折磨及住院治疗有关，故未使用补益之品治疗。在之后的治疗过程中，患者精神渐有好转。但毕竟年高体弱，多病久病，正气虚损自也必然。因此在使用血府逐瘀汤时，每周用药5天，停药2天，且第八诊、九诊加用了黄芪，尽可能避免该方对正气的损伤。